DE LA

PNEUMONIE TYPHOÏDE

PAR

Charles FLOQUET,

Docteur en médecine de la Faculté de Paris.
Médecin stagiaire au Val-de-Grâce.

PARIS

LIBRAIRIE MÉDICALE DE FRÉDÉRIC HENRY

13, RUE DE L'ÉCOLE-DE-MÉDECINE, 13

1879

DE LA

PNEUMONIE TYPHOÏDE

PAR

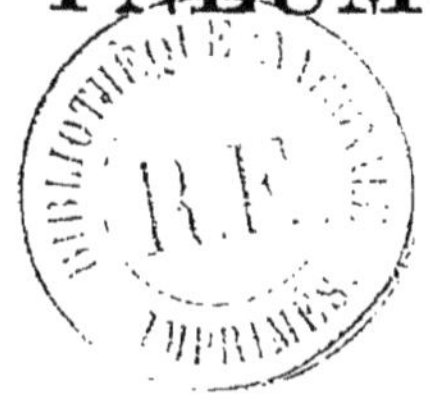

Charles FLOQUET,

Docteur en médecine de la Faculté de Paris.
Médecin stagiaire au Val-de-Grâce.

PARIS

LIBRAIRIE MEDICALE DE FRÉDÉRIC HENRY

13, RUE DE L'ÉCOLE-DE-MÉDECINE, 13

1879

A L'ALSACE, MA PATRIE ABSENTE !

A MON PÈRE

A MA MÈRE

A MA FAMILLE

A M. HALUITTE
Secrétaire d'Académie à Poitiers.

Témoignage de profonde reconnaissance.

A MES AMIS

A mon président de thèse :

M. LE PROFESSEUR PETER

INTRODUCTION.

Parmi les auteurs qui ont étudié la pneumonie, il en est un bon nombre qui ont attiré l'attention sur une forme particulière de pneumonie, dite typhoïde ou ataxo-adynamique.

Notre but, en abordant ce sujet, n'a pas été de jeter un nouveau jour sur cette intéressante question; nos vues plus modestes ont été de réunir les matériaux épars dans de nombreuses publications, et d'établir d'une façon nette et précise l'état actuel de nos connaissances sur ce sujet. Nos recherches ont porté tant sur les auteurs allemands et anglais que sur les auteurs français.

Nous osons compter sur la bienveillante indulgence de nos juges pour passer sur les erreurs que nous avons pu commettre dans l'exposition d'une question aussi vaste et aussi sujette à controverse.

Qu'il nous soit permis d'adresser nos remercîments à M. le docteur Labbé, médecin de l'hôpital Dubois, pour les sages conseils qu'il nous a donnés.

Nous remercions aussi notre ami M. Süss, interne de hôpitaux, qui nous a fourni le sujet de cette thèse, ainsi que notre ami le Dr Arnold, aide-major à l'hôpital militaire de Vincennes, pour les observations qu'ils ont bien voulu nous communiquer et pour les indications que nous devons à leur obligeance.

Voici l'ordre que nous avons choisi pour l'exposition de notre sujet.

Le premier chapitre traite de la définition et de l'historique. Cette dernière partie est peut-être imparfaite. Pour la compléter, nous avons ajouté à la fin de la thèse un index bibliographique.

Le chapitre II comprend les observations.

Le troisième chapitre est consacré à la pathogénie et à l'étiologie sur lesquelles nous avons insisté particulièrement, en raison de l'analogie de la pneumonie typhoïde avec les autres maladies infectieuses au point de vue de la contagiosité.

Le quatrième chapitre comprend l'anatomie pathologique. Nous avons examiné attentivement les altérations du foie et de la rate que l'on trouve dans cette forme de pneumonie.

La symptomatologie fait l'objet du cinquième chapitre. Nous avons étudié la pneumonie suivant qu'elle revêt la forme ataxique ou la forme adynamique, ou enfin la forme mixte.

Le chapitre VI comprend la marche, la durée et la terminaison de la maladie.

Le septième chapitre est consacré au pronostic et au diagnostic.

Dans le chapitre VIII nous avons établi le traitement à suivre.

Le chapitre IX est enfin réservé aux conclusions.

Index bibliographique.

DE LA PNEUMONIE TYPHOÏDE

I

DÉFINITION ET HISTORIQUE.

Définition. — On désigne sous le nom de pneumonie
typhoïde une forme spéciale de la maladie caractérisée par
des symptômes généraux analogues à ceux qu'on observe
dans les fièvres continues ou de mauvaise nature. Les
auteurs anciens lui ont donné le nom de pestilentielle,
nerveuse, putride, asthénique, adynamique, ataxique,
maligne, érysipélateuse, typhoïde.

Historique. — Schenkius, en 1348, a décrit la célèbre
épidémie qui dévasta toute l'Allemagne, et que quelques-
uns regardent comme un exemple de pneumonie pestilentielle.

Les médecins de toutes les époques ont donné l'histoire
de plusieurs autres épidémies qui ont sévi dans diverses
parties du globe. Fr. Hoffmann considérait la pneumonie
comme une maladie générale (fièvre péripneumonique),
car à cette époque les auteurs privés de nos moyens d'exploration, c'est-à-dire l'auscultation et la percussion, con-

fondaient sous une même dénomination des maladies différentes, mais lorsque la science anatomo-pathologique fut créée, tout changea de face. Les théories anciennes furent renversées et détruites, mais quelques esprits, en Angleterre et en Allemagne surtout, protestèrent énergiquement. Les médecins contemporains, et surtout les auteurs français, ont généralement négligé l'étude de la pneumonie typhoïde.

Laënnec, dans son Traité de l'auscultation médiate, tome I, page 543, s'exprime ainsi : « La fièvre, dans la péripneumonie, est réellement symptomatique, c'est-à-dire qu'elle est l'effet de l'inflammation. Elle croît avec elle, et tombe avec l'orgasme inflammatoire. Il est cependant des cas où la fièvre ne cesse point et ne perd rien de son intensité, quoique la péripneumonie soit en voie de résolution. Ce sont ceux où il y a complication d'une péripneumonie et d'une fièvre *essentielle*, due à une autre cause que l'inflammation du poumon. »

Grisolle (Traité de la pneumonie) reconnaît l'existence de pneumonies primitives qui en raison de conditions individuelles ou atmosphériques, le plus souvent inconnues, s'accompagnent de cette série d'accidents graves qu'on rencontre dans les fièvres typhoïdes.

Andral et Louis disent qu'un état fébrile sans lésion locale peut, en se prolongeant, amener une maladie ; qu'il annonce une prédisposition morbide, laquelle se manifestera plus tard par une localisation dans tel ou tel organe, suivant la constitution particulière de l'individu.

Diell, Traube en Allemagne, Marotte, Hirtz en France.

sont allés plus loin ; pour eux, dans la pneumonie, la localisation pulmonaire n'est que la manifestation de la fièvre.

Trousseau dans ses leçons de clinique de l'Hôtel-Dieu ne manque pas de parler de la pneumonie maligne. « La pneumonie, dit-il, a aussi sa période d'incubation, c'est-à-dire que l'apparition de la maladie ne suit pas immédiatement le moment où la cause agit.

Pour Skoda, Thomas, R. Latour, la pneumonie tient à un miasme organisé ou organique, atmosphérique ou tellurique.

En Angleterre le Dr Hudson a étudié la pneumonie typhoïde et en fait l'objet d'un mémoire (Dublin Journal, vol. VII).

W. Stokes (*loc. cit.* p. 338 et suivantes) a présenté sur la même affection quelques considérations importantes.

Hyaltelin a fait l'histoire d'une épidémie de pneumonies qui sévit en 1863 en Islande (Edimb. med. Journal, 1864).

Hayden a traité dans son service plusieurs cas de pneumonie typhoïde (Dublin Journal of med. scienc., 1866).

Le Dr Eug. Torchet, dans un long mémoire adressé à l'Académie de médecine, a fait un long rapport sur les épidémies de la France, et notamment sur les épidémies de pneumonie typhoïde.

Berheim dans ses Leçons de clinique médicale reconnaît aussi l'existence d'une fièvre dite pneumonique.

Nous avons trouvé dans la Gazette médicale de Paris, 1877, un article du Dr H. Junius Hardwiche (de Sheffield) touchant la pneumonie typhoïde. L'auteur dit avoir eu l'occasion de voir dans sa clientèle des pneumonies se développer par une véritable contagion.

Friedrichs en traitant de la tuméfaction aiguë de la rate signale les rapports qu'elle affecte dans les maladies infectieuses. Il considère la pneumonie typhoïde comme une maladie ayant une certaine ressemblance avec les affections typhiques graves.

M. Parrot donne deux observations de pneumonie avec délire et prostration. L'auteur après avoir décrit la fièvre herpétique énumère les affections qui l'accompagnent et lui empruntent certains caractères. Il cite entre autres la pneumonie. La fièvre pour lui semble plutôt liée à l'herpès qu'à la pneumonie.

Le Dr Yürgensen (dans l'ouvrage Ziemssen handbuch) s'étend assez longuement sur la pneumonie infectieuse.

Künze, Waldenburg, Fischl, Weigand, ont observé beaucoup de cas de pneumonie infectieuse.

Le Dr Parkes, de Greenwich (Manuel d'hygiène), admet l'existence d'une pneumonie aussi bien contagieuse pour l'homme qu'elle l'est pour les animaux (pleuropneumonie du bétail).

Pour nous éviter de répéter la liste déjà longue des observateurs qui ont étudié la pneumonie typhoïde, nous renvoyons à notre Index bibliographique.

II

Nous venons de tracer rapidement l'historique de la
question ; il nous reste maintenant à donner les diverses
observations que nous avons pu réunir, les unes *in ex-
tenso*, les autres résumées, pour former la base de notre
travail.

Obs. I (recueillie par M. Süss, interne, dans le service de M. Labbé,
à la maison Dubois).

Le nommé X..., âgé de 27 ans, commerçant, entre à la Maison Dubois le
11 janvier 1879.

Ce jeune homme n'accuse aucune maladie antérieure, toutefois en l'interrogeant avec soin, on remarque qu'il tousse depuis assez longtemps ;
qu'il crache même assez abondamment et cela depuis plus d'un an. Mais
il n'a pas maigri, n'a pas eu d'hémoptysie, pas de diarrhée, pas de sueurs
nocturnes.

Le 8 janvier il fut pris d'un violent frisson, qui lui dura presque une
demi-heure. Il n'accuse pas de point de côté, mais, dit-il, une violente
colique, qui lui entoure tout le ventre en ceinture ; c'est là évidemment un point de côté à la base du thorax, à droite et à gauche. En même
temps il fut pris d'une fièvre violente, et probablement du délire, car il
ne se rappelle plus rien. Il resta plusieurs jours dans cet état et fut
amené à la Maison Dubois le 11 janvier.

Nous le trouvons dans l'état suivant : la figure semble amaigrie ; mais
les pommettes sont légèrement rouges ; ce qui frappe c'est un état
de prostration absolue.

La langue est noire, sale, fuligineuse sur sa face dorsale, rouge sur les
bords, elle est le siége de tremblements continuels. L'appétit est nul, la
constipation opiniâtre depuis quelques jours. Sur la peau de l'abdomen il
existe manifestement plusieurs taches rosées lenticulaires. Température
39,2.

A l'inspection du thorax on voit que la dyspnée est assez intense, mais
que le côté droit respire plus difficilement que le côté gauche. La percus-
ion montre une matité presque absolue dans les deux tiers inférieurs du

poumon droit ; quand on ausculte ce côté on entend des râles crépitants, peu abondants il est vrai.

L'examen de l'urine montre des traces d'albumine et beaucoup de phosphates.

Le 12. Le malade est dans le même état ; mais il tousse d'avantage et il a des crachats rutilants, épais, adhérents au vase. Vésicatoire du côté droit ; Potion de Todd ; bouillons.

Le 13. Les jours suivants l'état du malade semble être resté stationnaire, la prostration a toutefois augmenté, ainsi que la toux, la température oscille entre 38,6, le matin, et 40, le soir. — Le 13 janvier on a remis un vésicatoire au malade. — Le même jour apparaît un nouveau symptôme, la diarrhée avec des selles très-abondantes, jaunes, fétides. — Cette diarrhée est facilement arrêtée en deux jours, le premier par du sous-nitrate de bismuth, et le deuxième par une potion laudanisée.

Le 15. Au matin le malade se sent soulagé et délire moins ; la température qui la veille au soir était à 38,8, tombe à 37. La toux et les crachats restent les mêmes. La percussion fait percevoir la matité ; par l'auscultation on entend les râles crépitants de retour.

Le 17. Le malade demande à manger ; on lui donne une alimentation très-légère.

Les jours suivants les signes stéthoscopiques se modifient de la façon suivante : les râles crépitants deviennent de plus en plus rares et sont remplacés par des râles humides ; les crachats sont jaunes, épais, mais nullement nummulaires, ils sont noyés dans des crachats spumeux. — Les renseignements fournis montrent qu'il en existe de pareils depuis fort longtemps.

Le 20. Le malade se sent de mieux en mieux ; il mange très bien ; son sommeil est normal.

Les urines sont abondantes et chargées de sels, mais il n'y a pas trace d'albumine.

Les râles crépitants ont disparu ; sonorité presque complète dans les deux côtés du poumon. — Il existe quelques râles muqueux à gauche et à droite, mais très-gros ; il est facile de voir que c'est le restant d'une bronchite antérieure à la maladie actuelle, pouvant être considérée comme atténuée par la complication pulmonaire.

Le malade peut être considéré comme guéri de sa pneumonie.

Obs. II (recueillie par M. Süss, interne, dans le service de M. Labbé,
à la maison Dubois).

Le nommé X..., domestique, âgé de 30 ans, entré le 11 janvier 1879 dans cet hôpital, présentait depuis une quinzaine de jours des podromes assez semblables à ceux d'une fièvre continue : céphalalgie légère, courbature, constipation, épistaxis.

Toutefois il dormait assez bien et son sommeil n'était interrompu que par quelques rêvasseries.

L'appétit sans être aussi bon que d'habitude, n'avait pas disparu d'une façon absolue.

Il n'avait pas de fièvre, car il ne ressentait pas de chaleur exagérée, ni de soif vive. Il a constaté plutôt quelques petits frissons vers le soir.

Il continua néanmoins son travail jusqu'au dimanche.

5 janvier. Ce jour là il était sorti pour se promener, mais un malaise plus violent que les jours précédents le fit rentrer vers cinq heures du soir. Il eût à peine la force de remonter dans sa chambre, et au moment d'y entrer il se sentit pris d'un frisson d'une violence extrême ; mais il n'en peut préciser exactement la durée. A ce moment il eut extrêmement chaud et tomba dans une prostration telle que ses souvenirs sont peu précis à partir de ce moment. Il se rappelle toutefois qu'il eut le lendemain la visite d'un médecin, auquel il se plaignit d'une vive douleur dans le côté droit, avec irradiation vers la région lombaire et l'épigastre : il toussait. Le praticien lui fit appliquer un emplâtre de thapsia sur le côté droit de la poitrine. Il resta dans le même état depuis mardi jusqu'au samedi 11 janvier, jour de son entrée à la Maison municipale de santé, où nous le trouvons couché au n° 6 du premier service des hommes.

Le 12. La première chose qui frappe, c'est un état de prostration considérable, et une violente dyspnée. Toutefois cette prostration n'est pas telle qu'il ne nous ait pu fournir sur ses antécédents les renseignements que nous venons de donner.

A l'examen de la poitrine, on voit que le côté droit fonctionne très-peu ; le gauche se dilate amplement et fréquemment. Par la palpation on sent les vibrations un peu mieux du côté droit que du côté gauche. La percussion révèle une matité absolue de la partie moyenne de la région latérale thoracique droite ; au sommet et à la base la percussion donne un bruit presque aussi sonore que du côté sain.

L'auscultation permet de constater du côté droit, et dans le lobe moyen de la bronchophonie incontestable ; au sommet du même côté quelques râles muqueux ; la base et toute la partie gauche présentent un murmure vésiculaire normal. Le malade tousse de temps en temps, d'une toux absolument sèche, sans expectoration aucune.

La langue est rôtie, sèche, noire sur la face dorsale, rouge sur les bords; l'appétit est nul. Constipation opiniâtre T., 41,5, le soir prise dans l'aisselle. La chaleur et l'acide nitrique rendent visible dans son urine une quantité appréciable d'albumine.

Son intelligence est bien conservée ; il n'y a pas de délire. Traitement : vésicatoire à la partie moyenne du côté droit. — Potion de Todd. — Vin de Bagnols étendu d'eau. — Bouillon.

Le 13. La situation est un peu améliorée, quoique les signes thoraciques soient les mêmes ; la langue est moins sèche et moins râpeuse. — T., 40, au matin. Lavement, même médication. Le soir, le malade va moins bien, la langue est redevenue sale ; le lavement n'a produit qu'une petite selle dure ; le ventre est un peu douloureux. Le 14 janvier, même état le matin. Un peu d'agitation nocturne, mais sans délire. Les signes stéthoscopiques sont moins accusés ; la bronchophonie et le souffle tubaire existent moins nettement et sont toujours limités au lobe moyen du poumon droit ; la matité est absolue.

Le 18. Le malade est resté les jours précédents dans un état à peu près stationnaire. Un seul signe s'est modifié d'une façon heureuse ; la tempé·rature a baissé d'un degré et demi, mais se maintient encore à 39. Le jeune homme se sent soulagé ; il ne prend encore que des bouillons et des potages. La dypsnée est encore grande, la matité absolue existe du côté droit, peu de toux, quelques râles de retour, pas de crachats.

Le 22. Le malade prend une alimentation légère depuis peu de jours, il dort assez bien, la température continue sa marche progressive vers la normale.

Les jours suivants les symptômes s'amendent tous ; l'appétit devient excellent, le malade reprend des forces et peut être considéré comme guéri vers la fin de janvier. Toutefois il est encore très-maigre. Il existe encore un peu d'obscurité du son à la percussion du poumon droit, qui exige de grands ménagements, et peut-être un point d'interrogation pour le pronostic.

— 15 —

Emile L..,âgé de 12 ans, entre le 15 janvier 1871 à l'infirmerie. La veille, dans l'après-midi, il avait eu du frisson.

Le 16 janvier, au moment de la visite, la face est animée. Céphalalgie, Pouls 128 ; temp. rectale 41,6. Une plaque d'herpès occupe la partie moyenne de la lèvre supérieure ; une autre très large existe sur la lèvre inférieure, près de la commissure gauche. La langue est blanche, la toux fréquente et sèche. L'auscultation ne revèle dans toute l'étendue du thorax que quelques râles sibilants et muqueux. Point de côté à la partie inférieure de la poitrine à droite. Vomitif:

Le 17. Pendant la nuit, il y a eu du délire. Au niveau de la pointe de l'omoplate, à droite, souffle tubaire aux deux temps, avec submatité. Pouls 152 ; temp. rectale 41,2. Potion avec sirop d'éther et eau de laurier cerise.

Le 18. Mêmes signes physiques. Pouls 130 : temp. rect. 40,6.

Le 19. Avec le souffle on perçoit quelques râles crépitants, le délire persiste. Pouls 132.

Le 20. Souffle diminue, les râles sont au contraire très-abondants. Le délire n'a pas cessé, la langue est sèche. Pouls 140 : temp. rect. 40,8.

Le 21. Délire moins intense. Matité et râles crépitants persistent. Pouls 136 ; temp. rect. 38,4.

Le 22. On ne perçoit plus au niveau de la partie affecté du poumon que quelques gros râles crépitants de retour. Pouls 108 ; temp. rect. 37,4.

Le 28. Guérison complète.

Françoise E..., 8 ans, entrée le 4 juin 1869 dans la salle de médecine de l'hospice des Enfants-Assistés. Elle mange peu depuis deux jours et se plaint de l'estomac et du ventre. Sur la lèvre inférieure, près la commissure droite, on voit une plaque d'herpès de la largeur d'une pièce de 0,50, dont les vésicules ne font encore qu'une légère saillie. D'autres plus petites sont disséminées au pourtour des narines, dans les replis genito-cruraux ; entre ces replis et les grandes lèvres, et sur le clitoris tuméfié et rouge, existent de nombreuses vésicules herpétiques les unes intactes, les autres se présentant sous forme d'érosions arrondies, à fond légèrement jaunâtre. La muqueuse vulvaire est rouge, tuméfiée et couverte d'une matière puriforme. Murmure doux à la région précordiale et dans les vaisseaux du cou. Pouls 100 ; temp. rect. 38.

Le 7 juin. Pouls 92 ; temp. 38. — Appétit bon. La petite malade rentre à sa division le 19.

Le 26 juillet suivant, elle est prise de céphalalgie avec délire et prostration et entre à l'infirmerie.

Le 27. Joue droite très-rouge ; langue blanche ; creux épigastrique douloureux. Toux sans autres phénomènes appréciables du côté du thorax Pouls 128 ; temp. 41,2.

Le 28. Toux plus fréquente ; plaque d'herpès au dessous de la narine droite. Pouls 124 ; temp. 41,2.

Le 29. Abattement considérable ; quelques râles muqueux.

Le 31. Diarrhée ; langue sèche ; vésicules d'herpès à la partie interne des grandes lèvres et au pourtour de l'anus. Pouls 120 ; temp. rect. 41,4.

Le 1er Août. Diarrhée persiste ; toux fréquente à la partie supérieure du poumon droit ; souffle tubaire avec matité. Pouls 124 ; temp. 39,2. Vésicatoires volants sur le côté droit du thorax.

Le 2. Pouls 112 ; temp. 39,2.

Le 3. Prostration avec subdélirium. Souffle persiste ; la joue droite est très-rouge. Pouls 124 ; temp. 40.

Le 4. On constate de nouvelles vésicules d'herpès autour de la plaque de la lèvre supérieure. Pouls 120.

Le 5. Moiteur de la peau ; langue humide ; amélioration sensible dans l'état général. Pouls 104.

Le 6. Pouls 96 ; temp. 38°.

Le 7. Pouls 88.

L'enfant quitte la salle le 20 août, parfaitement guérie depuis plusieurs ours.

Dans l'observation n° 3, nous voyons que l'herpès s'est montré presque en même temps que la maladie. Dans un grand nombre de pneumonies avec herpès les premiers accidents, chose curieuse, ont une analogie saisissante avec ceux de la fièvre herpétique, surtout chez les enfants qui ne fournissent à l'exploration aucun signe local.

La deuxième observation présente une particularité fort remarquable et digne d'être mise en relief : c'est cette recrudescence très-bien nette de l'appareil fébrile avec somnolence et subdélirium, qui se montre brusquement dans le cours de la pneumonie, et que suit immédiatement une nouvelle éruption herpétique. Ici la fièvre semble liée à l'herpès plutôt qu'à la lésion pulmonaire, en sorte qu'on pourrait dire qu'il s'agit d'une fièvre herpétique avec pneumonie, et non d'une pneumonie avec herpès.

Nous voyons aussi le lien qui rattache la fièvre herpétique aux diverses éruptions herpétiques, ainsi qu'à la pneumonie aiguë lobaire, que l'on pourra appeler pneumonie herpétique (Parrot).

Obs. V (âge avancé; fièvre adynamique ; pneumonie latente ; tube digestif sain (Clinique médicale d'Andral. — Obs. LII, t. I, 1834).

Une femme, âgée de 81 ans, était entrée depuis quelque temps à l'hôpital, lorsqu'elle tomba dans une prostration qui devint bientôt extrême. L'intelligence était troublée sans qu'il y eût un véritable délire; la langue était très-sèche, brune, fuligineuse. On n'observait d'ailleurs ni dyspnée, ni toux, ni expectoration. Cette femme resta une huitaine de jours dans cet état et succomba. Au moment de sa mort elle était d'une excessive maigreur.

Ouverture du cadavre. — Poumon gauche, dans sa presque totalité, est en hépatisation rouge.

La surface interne de l'estomac est blanche, ses parois sont remarquables par leur grande minceur, surtout vers le grand cul-de-sac ; on trouve à peine dans ces parois quelques traces de fibres musculaires..

Dans le reste de son étendue le tube digestif ne présente aucune lésion appréciable.

Nous voyons dans cette observation que les lésions des

voies digestives font complétement défaut, et cependant il y a sécheresse, noirceur de la langue, la fièvre a pris la forme adynamique.

Il n'y a rien d'étonnant dans ce fait, car l'on voit souvent chez les vieillards atteints de pneumonie les symptômes locaux peu prononcés, et pourtant l'ensemble des phénomènes désignés par l'expression d'*état adynamique* sont suffisants pour amener la mort.

Obs. VI (personnelle).

Michel, soldat au 3ᵉ zouaves, entre à l'hôpital Saint-Martin le 15 avril 1875. Depuis quelque jours cet homme avait ressenti du malaise, de la courbature et une céphalalgie intense. Sa physionomie exprime l'hébêtement. La langue et les gencives couvertes de fuliginosités. Anorexie complète.

A son entrée, 15 avril, la température marque 40,8 ; pouls 127 ; R. 26.

16 avril au matin. T. 41,1 ; pouls 130 ; R. 20. Le soir, T. 41 ; P., 124, R. 22. L'examen de la poitrine ne présente rien d'anormal. On ne constate aucune douleur, aucun gargouillement dans la fosse iliaque droite.

17 avril. Toux sans expectoration ; langue sèche. Le malade est en plein délire ; il gesticule des pieds et des mains d'une façon désordonnée ; il se lève et court comme un fou furieux dans la salle. T. 41,2 ; P. 130 ; R. 23.

18 avril. Abattement extrême ; le malade est tranquille, pâle, cyanosé. Il succombe dans le coma vers 2 heures du matin.

Autopsie. — Cavité thoracique. — Plèvre gauche : épanchement abondant, citrin verdâtre, louche, d'environ 2 à 3 litres. Toute la plèvre est recouverte par un exsudat fibrineux blanc verdâtre, tomenteux, villeux, épais de 3 à 4 millimètres, s'enlevant facilement de la surface du poumon, s'en détachant par de larges et longues languettes.

Poumon gauche : le poumon n'est pas refoulé ; il est adhérent au diaphragme, adhérent aussi par sa face interne au médiastin. La plèvre en ce point est le siège de nombreuses vascularisations. A sa base et en arrière le poumon est très-adhérent aux parois costales à tel point qu'on le déchire en voulant l'enlever.

Il en reste des morceaux très-adhérents à la plèvre costale. Le volume du poumon gauche est normal. Le lobe supérieur crépite dans toute son étendue, ne présente pas de tubercules, pas de congestion, pas de noyaux de pneumonie ; il est seulement un peu ramolli et friable.

Un peu de pleurésie interlobaire entre le lobe supérieur et le lobe inférieur.

Le lobe inférieur ne crépite plus ; il est dur, ferme ; sa surface est couverte par l'exsudat sus-mentionné ; quand celui-ci est enlevé (par longues lamelles) on trouve au-dessous la surface du poumon normale.

A la coupe, le lobe inférieur présente toutes les lésions de la pneumonie des deuxième et troisième degré. Dans sa partie postérieure, la pneumonie est encore au deuxième degré. La coloration de la coupe est rouge sombre, son aspect granuleux, et par le raclage on obtient un liquide épais et rose.

Dans sa partie antérieure il est à la troisième période. Aspect d'un gris rosé. A la coupe il n'existe plus de granulations. Par le raclage on obtient un liquide crémeux.

Des fragments pris dans les différents points tombent au fond de l'eau.

La surface et l'intérieur du poumon sont parsemés de petits infarctus mélaniques, de points d'un gris noirâtre et d'un volume variable. Il existe en outre une bronchite intense ; la muqueuse des bronches est rouge, villeuse, très-épaissie.

Plèvre et poumon droits. — La plèvre droite est saine ; il existe pourtant au sommet quelques adhérences molles de tissu cellulaire pur.

Le poumon droit crépite dans toute son étendue. A la coupe il montre seulement un peu de congestion. En le pressant on fait sourdre une notable quantité de matières spumeuses. Il surnage.

Ganglions péribronchiques. — Ils sont de grosseur normale et contiennent une notable quantité de pigment. Au milieu d'eux on en trouve un en dégénérescence crétacée.

Péricarde. — Le péricarde contient un peu d'épanchement citrin, légèrement louche. La face gauche du péricarde est notablement vascularisée.

Cœur. — Le cœur est de volume normal. Il est en systole. Sur sa face antérieure, sa pointe et ses côtés on voit de nombreuses traînées graisseuses.

A la coupe, les ventricules ont leur épaisseur normale. Le sang a une couleur noirâtre foncée.

Ventricule droit. — Il est rempli de caillots noirs, couleur de gelée de mûres, imbriqués dans les valvules, se continuant dans l'artère pulmonaire. La valvule est saine et normale. L'oreillette droite est remplie de caillots blancs fibrineux.

Ventricule gauche. — Il présente aussi un caillot allongé fibrineux, blanchâtre, se continuant dans l'aorte.

Ganglions mésentériques. — Par le fait de leur infiltration ils sont ramollis, friables et augmentés de volume : de plus ils ont une teinte mélanique.

Rate. — Elle est ramollie, pigmentée et a presque triplé de volume.

Foie. — Le foie présente aussi un gonflement assez sensible.

Aucune lésion dans l'estomac et dans l'intestin. Rien d'anormal dans le cerveau et ses enveloppes.

Ce qui frappe surtout notre attention dans cette observation, c'est la marche rapide de la maladie, et la mort survenant au bout de quelques jours de maladie. La température a oscillé entre 40,8 et 41,2. Les symptômes ataxo-adynamiques ont été des plus accentués. Il faut ajouter une chose, c'est que l'on a soupçonné chez cet homme des habitudes alcooliques, ce qui peut rendre compte de la violence du délire. Dans le cas présent, nous constatons que la maladie n'a pas débuté brusquement, mais qu'elle a été précédée de prodromes. L'examen de la poitrine ne présentait rien de particulier, et l'on était en droit de supposer une fièvre typhoïde. La nécropsie prouva le contraire. Rien du côté du tube digestif. Un caractère particulier à noter, c'est l'altération et la tuméfaction de la rate et du foie.

Obs. VII. — Clinique médicale de Bernheim.

Lafaye (Jean-Baptiste), maçon, 18 ans, entre le 26 mai 1875 à Saint-Charles. Depuis 8 jours il a du malaise, de la courbature, de la toux, de l'expectoration, il y a trois jours seulement il a eu un frisson et un point de côté à droite.

A son entrée, le 26 mai, 3ᵉ jour, au soir, T. 39,5; P. 92; R. 28; face injectée, expression hébétée; dit avoir craché un peu de sang hier. Le 27 mai, 4ᵒ jour, matin : T. 39°,8; P. 100; R. 24; on constate à l'examen du thorax en avant, sonorité normale; en arrière, submatité dans la fosse sus-épineuse; à partir de l'angle de l'omoplate jusqu'en bas, son tympanique; diminution considérable du bruit respiratoire à la base; souffle avec retentissement de la voix, sans râles, dans les fosses sus et sous-épineuses du même côté (pneumonie du sommet droit). Traitement : kermès, 0,20; 20 ventouses sèches et 6 scarifiées.

Soir : T. 39,2; P. 116; R. 28.

25 mai, 5ᵒ jour : T., 88°,8; P., 80; R., 28; mêmes symptômes; a eu six selles diarrhéiques (suspendre le kermès); expectore peu.

29 mai. Sous la clavicule droite, submatité, respiration soufflée et râles crépitants. En arrière, persistance du souffle sans râles.

1ᵉʳ juin. Idem. Son aigu non tympanique au niveau du premier et du deuxième espace intercostal antérieur; son aigu tympanique au troisième espace; souffle et râles sous-crépitants en avant; en arrière même symptômes que les jours précédents; expectoration comme une solution de gomme; hébétude; urines involontaires.

2 juin, 10ᵉ jour : Temp. toujours élevée, 39,2; P. 84; R. 36; le malade a eu une selle involontaire et deux selles volontaires diarrhéiques; urines involontaires; subdélirium; épistaxis abondant hier; ce matin, face congestionnée, langue chargée, un peu de surdité, vertige, bourdonnements; au thorax, mêmes symptômes; son mat aigu aux premier et deuxième espaces intercostaux droits en avant, avec souffle et râles crépitants, son tympanique et bruit.

3 juin, 11ᵒ jour : T. 38°,4; P. 80; R. 36; pas encore de défervescence; toutefois, la physionomie est meilleure, plus de diarrhée ni d'urines involontaires; sous la clavicule droite et au deuxième espace, son tympanique aigu; au quatrième, son tympanique grave; peu de souffle en avant, mais râles sous-crépitants abondants; en arrière, souffle et peu de râles.

Le 4 juin au matin la tempéaature est à 37° ; mais le soir elle se relève vers 39,8, et c'est seulement le 5 juin, treizième jour de la maladie, que défervescence définitive a lieu ; la convalescence est troublée par des retours de température élevée ; le 26 juin, la température s'élève à 38,6 ; à cette époque on constate que le souffle a disparu ainsi que les râles ; la respiration conserve seulement de la rudesse à droite. Le malade a bon appétit.

« Cette observation de pneumonie au sommet droit, qui, d'abord centrale et postérieure, a envahi, sous nos yeux ou plutôt sous nos oreilles, la face antérieure du poumon, est remarquable par sa défervescence tardive, par les symptômes prodromiques qui ont précédé de cinq jours le frisson initial, enfin par les symptômes généraux, délire, selles involontaires, épistaxis, vertige, surdité, bourdonnements qui se sont développés dans le cours de l'affection. » (Bernheim.)

Obs. VIII. — Clinique médicale de Bernheim. (Obs. VII.)

Deville (Charles), 19 ans, brossier, entre à Saint-Charles le 26 mars. D'une bonne constitution, il a depuis 7 jours de la toux, de l'inappétence, du malaise ; il y a 3 jours, frisson et point de côté à gauche.

Etat actuel, 26 mai soir, 3° jour : T. 40 ; P. 112 ; R. 46 ; face injectée, langue chargée, crevassée ; sonorité pulmonaire plus claire en avant et à gauche ; en arrière submatité à la base, râles sous-crépitants, souffle tubaire. (Ventouses sèches et 8 scarifiées ; kermès 0,20.)

28 mai, 5° jour. Langue sèche, rouge ; trois selles diarrhéiques hier ; mêmes symptômes physiques .(Suppression du kermès.)

29 mai, 6° jour. Abattement considérable ; expectoration visqueuse ; cinq selles diarrhéiques. (Lavement d'amidon.)

30 mai, 7° jour. Défervescence. T. 38° ; le malade a déliré une partie de la nuit ; a voulu se lever ; sept selles diarrhéiques purée de pois dans les vingt-quatre heures ; à partir de l'angle de l'omoplate gauche jusqu'en bas, matité et souffle nasonné ; légère égophonie (épanchement pleurétique peu abondant).

La défervescence reste incomplète ; le soir, il y a encore 38° ; la diarrhée disparaît le 2 juin ; le 10 juin, la température s'élève à 39,3 ; l'appétit reste médiocre ; le 21 juin le malade quitte l'hôpital, ayant encore les signes d'un épanchement peu abondant.

« Dans ce cas aussi la maladie a débuté par des prodromes ; elle a été accompagnée d'une diarrhée semblable à la diarrhée typhique ; enfin un épanchement pleurétique s'est déclaré au moment de la défervescence et a empêché celle-ci d'être complète. » (Bernheim.)

Obs. IX. — Clinique médicale de Bernheim (Obs. VIII).

Claude (Jean-Pierre), 56 ans, tailleur, habite Nancy depuis le 15 avril ; entré le 15 mai 1874 à l'hôpital. Se dit malade depuis cinq semaines ; mais depuis quinze jours seulement il ne peut plus travailler et a de l'inappétence ; on l'a trouvé couché sur la place Stanislas ; il dit avoir été chassé de son logement, parcequ'il avait gâté son lit. A son entrée, le soir T. 48 ; P. 100 ; R. 24.

Le lendemain à la visite, T. 40,3 ; P. 80 ; R. 20 ; somnolence d'où on peut le tirer en l'interrogeant ; il comprend les questions, mais ses réponses sont vagues et contradictoires ; il se plaint de douleurs dans le flanc gauche depuis quatre jours ; l'examen des organes est négatif. On ausculte et percute sans rien découvrir d'anormal. Soir T. 40,8 ; P. 84 ; R. 30.

17 Mai. T. 39,6 ; P. 76 ; R. 40. La respiration accélérée ce matin, appelle de nouveau l'attention sur la poitrine. On découvre une matité complète dans les fosses sus et sous-épineuses gauches jusqu'à l'angle de l'omoplate et à l'auscultation, du souffle et des râles crépitants ; à la base, absence presque complète de bruit vésiculaire ; à droite, dans la fosse sus-épineuse, submatité et respiration soufflée ; pas d'expectoration ; ventre bouffi, gargouillant ; constipation depuis son entrée ; langue blanchâtre ; rétention d'urine ; 1340 grammes d'urine dans la vessie acide, densité 1,018, contenant 36 grammes d'urée et 2,47 d'albumine. Le malade répond assez bien aux questions (Pneumonie typhoïde). Soir T. 39 ; P. 84 ; R. 30.

18 mai. T. 38,4 ; P. 72 ; R. 28. Même état général et local. Soir, T. 39,2 ; P. 80 ; R. 32.

19 mai. T. 39 ; P. 80 ; R. 40 ; selles involontaires ; teinte subictérique des conjonctives ; délire ; rétention d'urine ; ventre ballonné ; peu sensible à

la pression; râles trachéaux à dist.nce; matité occupant toute la hauteur en arrière et à gauche, avec souffle intense et râles. Mort le 20 mai.

Autopsie. — Œdème sous-pleural avec fausse membrane sur le lobe supérieur du poumon gauche; hépatisation de ce lobe qui est rouge foncé, résistant, compacte, plonge dans l'eau; à la coupe, coloration jaunâtre uniforme; petites bronches remplies de filaments ramifiés, élastiques, qui peuvent se poursuivre dans les grosses bronches et dans les ramifications fines; elles sont constituées par de la fibrine et de l'épithélium; dans le poumon droit, au sommet, noyau d'hépatisation du volume d'un œuf. Engouement des deux bases. Il y a 150 grammes de sérosité sanguinolente dans le péricarde; cœur friable et mou; absence de lésions vasculaires, mais plaques athéromateuses dans l'aorte; foie volumineux; gras, friable; rate volumineuse, assez ferme; reins très-congestionnés, volumineux, friables; absence de lésions intestinales; pas de lésion intra-crânienne.

Obs. X (tirée des leçons cliniques de M. Bernheim).

Cocquart (Jean), 26 ans, cultivateur, entre à Saint-Charles le 27 février 1874.

Sort de prison, se disant malade depuis trois jours, après avoir été toujours été bien portant. D'après les renseignements pris à la maison d'arrêt, cet homme, habituellement sournois, à intelligence déprimée, très-vorace, ne mangeait plus dans les quinze derniers jours et restait couché derrière le fourneau. Les trois derniers jours on le mit à l'infirmerie, où le Dr Lemoine diagnostiqua une fièvre typhoïde, et le malade fut envoyé à l'hôpital. A son entrée, 27 février, soir : T. 40,5; P. 132; R. 28. Le 28 février, au matin : T. 40,5; P. 120; R. 18. Le malade dit avoir des vertiges et mal partout; il ne donne aucun renseignement; bien qu'il semble comprendre toutes les questions, il répond à peine. Face pâle, hébétée, langue blanche au milieu, rouge sur les bords. Clignement continuel des yeux; les deux globes oculaires se dirigent le plus souvent en dehors ou en haut. Secousses musculaires de la face, pas de grincements de dents, pas de contracture. Les pupilles se contractent bien, mais la droite est un peu plus dilatée; vision bonne. Le malade mange très-peu, refuse toute espèce de médicament, dit que c'est du mauvais butin, regarde en l'air comme s'il avait des hallucinations de la vue, respiration calme; on ne découvre rien d'anormal, ni du côté de la poitrine, ni du côté de l'abdomen.

28 février : T. 40,5; P. 120; R. 16. Le soir : T. 40,4; P. 120; R. 24. Même état. A eu une selle solide hier.

1er mars. T. 40,8; R. 24; P. 120. Pas de selle depuis avant-hier. Ventre plat, sans tache rosée, gargouillant. Pas de symptôme du côté de la poitrine. Même état cérébral. Reste assez calme, rêveur et parlant peu. Le soir T. 41,1; P. 128; R. 20. Dans la nuit, le malade se lève et marche dans la salle, il a une selle liquide involontaire.

2 mars. T. 41; P. 124; R. 20; tousse sans expectoration; toujours mouvements singuliers des yeux, gargouillement dans la fosse iliaque droite. Le malade délire dans la journée, urine sur le plancher, lance des coups de pied à l'infirmier, a des selles et urines involontaires, crie et chante la nuit.

3 mars. T. 40,5; P. 120; R. 26. Même aspect; regard vague, haleine fétide. Langue blanche poisseuse. (Le diagnostic de fièvre typhoïde dans le cours du troisième septénaire semble confirmé). Traitement : sulfate de quinine, 1 gramme.

4 mars.{T. 39,8; P. 128; R. 28. Langue sèche, jaunâtre. Amaigrissement, gargouillement dans la fosse iliaque droite, regard haineux. S'est encore levé dans la nuit, a uriné contre le mur; a moins crié que la nuit précédente. A l'examen de la poitrine, on constate un affaiblissement général du bruit vésiculaire, surtout en arrière et à gauche. Soir : T. 40,2; P. 140 ; R. 48. (A pris 1 gramme de quinine en une fois dans la matinée.)

5 mars : T. 39,4; P. 140; R. 32. Dans la nuit, délire agité; selles et urines involontaires. Langue rouge et sèche. Adynamie, agitation des yeux divergents. Dans les poumons affaiblissement du bruit vésiculaire et submatité. Dans les bases, expiration soufflée vers les omoplates. Abattement considérable.

6 mars : Abattement extrême; ce malade est tranquille, pâle; cyanose, respiration laborieuse. Succombe à 1 heure.

Autopsie. — Dans le péricarde, quelques cuillerées de sérosité liquide; cœur mou, friable, sans altération valvulaire. Sang noir, sirupeux, sans caillots, dans les cavités. Au microscope, on constate que les globules rouges sont crénelés et accolés par leurs bords; il y a, de plus, une augmentation notable de globules blancs. Les plèvres ne renferment pas de liquide. Le poumon droit ne présente qu'un peu de congestion à la base; le lobe inférieur du poumon gauche offre une consistance très-dure, il est compacte, homogène, grisâtre, plongeant dans l'eau; à la coupe, il s'écoule de toutes les petites bronches une grande quantité de spumosité purulente. Foie volumineux, très-gras. Rate volumineuse et friable. Absence complète de lésion intestinale et d'engorgement des ganglions mésentériques. La substance verticale des reins présente un léger degré de dégénérescence graisseuse. Le cerveau, sauf une injection assez prononcée des méninges et un état sablé, n'offre rien de particulier, pas d'épanchement sous-arachnoïdien ni ventriculaire.

Nous voyons dans les deux observations précédentes la pneumonie précédée pendant plus de quinze jours de symptômes généraux typhoïdes infectieux, sur lesquels elle ne s'est greffée qu'à titre de localisation ultime, car ce n'est que dans les derniers jours qu'elle fut constatée.

D'un autre côté, l'autopsie, en démontrant à côté de la lésion pulmonaire, les altérations du foie, de la rate, du cœur et du sang, qu'on a coutume de rencontrer dans les fièvres infectieuses, montre que nos deux malades étaient affectés d'une fièvre infectieuse aiguë avec détermination pneumonique ultime. (Bernheim.)

Obs. XI. — Leçons de clinique médicale, 1877, à Bernheim (Obs. V).

Haas (Georges), domestique à Nancy, 17 ans, entre à l'hôpital Saint-Charles, le 26 décembre 1873. D'une bonne constitution, sanguin, sans maladie antérieure, il est malade depuis le 18 décembre; il a eu du malaise, de la courbature dans les jambes et dans les reins, de l'angine, de l'enrouement, des vertiges, de l'insomnie et de la gêne dans la respiration. Dans la nuit du 22 au 23 décembre, il eut un frisson suivi de chaleur, sans point de côté; toux sèche, sans expectoration. Le malade ne s'est couché que le 25 décembre. Le 26 décembre, il commence à expectorer et a de la diarrhée; le soir, il a 40,6 132 pulsations, 55 respirations.

27 décembre (6e jour commençant le soir) : T. 39,8; P. 120; R. 24. Face congestionnée; coloration rouge beaucoup plus vive du côté de la joue droite, langue blanchâtre; érythème sur le thorax, produit par l'application d'un sinapisme; le malade a eu une epistaxis aujourd'hui. A l'examen de la poitrine, le matin, on constate seulement un son tympanique au tiers moyen et postérieur gauche; des rhonchus graves disséminés partout et couvrant le bruit vésiculaire, de l'expiration légèrement soufflée dans les

régions interscapulaires; le ventre est souple et indolore. Traitement : application de 20 ventouses sèches.

Vers trois heures et demie, le malade a une hémoptysie; 160 grammes de sang pur; il continue à expectorer des crachats sanglants; il a vomi un lombric dans la journée.

A cinq heures. T. 40,6; P. 144; R. 32. Pouls très-mou; on constate : matité complète au quart inférieur et postérieur droit, avec râles sous-crépitants et souffle nasonné; râles secs disséminés dans les deux poumons. Traitement : saignée de 150 grammes. Le pouls se relève un peu pendant la saignée. Cinq minutes après, T. 39,7; P. 120; R. 36; quatre heures après, neuf heures du soir : T. 39,7; P. 108; R. 20; frissonnement; nuit tranquille.

28 décembre, 7e jour : T. 39,9; P. 112; R. 24. A eu deux selles diarrhéiques; se plaint de douleur dans le flanc droit; langue brunâtre; crachats toujours sanglants. On constate, au thorax et à droite, un son élevé et un peu tympanique dans la fosse sous-épineuse, commençant à deux travers de doigt au-dessus de l'angle de l'omoplate; au quart inférieur, souffle, râles sous-crépitants, broncho-égophonie; souffle au creux de l'aisselle; à gauche, sonorité normale; râles secs. Traitement : acétate de plomb, 5 centigrammes; extrait d'opium, 1 centigramme ; 4 pilules semblables.

Le soir. T. 39,9; P. 124; R. 28. Traitement : 8 ventouses scarifiées.

29 décembre, 8e jour : T. 40,2; P. 124; R. 28. Dans la fosse sous-épineuse droite, son plus aigu et plus vide; au-dessous, son aigu mais tympanique, tout à fait à la base, la tonalité s'abaisse; dans toute la hauteur, souffle et broncho-égophonie, indice d'une mince nappe d'exsudat liquide.

Soir : T. 40,6; P. 124; R. 32. Expectoration couleur jus de pruneau; nuit calme.

30 décembre, 9° jour : T. 36,1; P. 84; R. 24. Défervescence complète; a eu dans la nuit des sueurs abondantes, a uriné depuis hier matin environ 3 litres; expectoration catarrhale claire, jaune olive. Le malade se trouve bien et respire facilement. Langue légèrement noirâtre; à l'examen du thorax, en avant, inspiration normale, râles secs à l'expiration; en arrière, submatité dans les fosses sus et sous-épineuses droites; à partir de l'angle de l'omoplate, son tympanique élevé, la tonalité s'élève à mesure que l'on descend; de l'autre côté à la base, son tympanique, mais plus profond; le souffle a beaucoup diminué, il ne reste que quelques gros râles muqueux. Soir : T. 36,8; P. 90; R. 28. Nuit tranquille; sueurs abondantes.

31 décembre, 10° jour : T. 36,4; P. 80 R. 28. Expectoration claire,

comme hier, sonorité obscure en arrière, dans tout le côté droit; matité
absolue à la base depuis l'angle de l'omoplate; le tympanisme a disparu,
râles sous-crépitants à la base, et, à l'angle de l'omoplate, légère expiration
soufflée et légère broncho-égophonie, convalescence parfaite.

Dans cette observation, nous voyons que l'affection ne
s'est pas déclarée brusquement.

Quatre jours avant le frisson initial, le malade eut des
symptômes généraux semblables à ceux qui inaugurent
une fièvre typhoïde ou éruptive ; quant à cette congestion
broncho-pulmonaire qui a précédé la détermination pneumonique, on peut l'attribuer à la constitution sanguine du
malade.

Obs. XII (tirée des leçons de clinique médicale de M. Peter).

Le 31 janvier, entrait au n° 2 de la salle Sainte-Agathe, une
pauvre femme de 53 ans, qui en paraissait bien 65; elle était maigre,
pâle, chétive et vivait dans le plus grand dénûment, étant litté-
ralement sans le sou. La prostration des forces était absolue; la
malade, couchée sur le dos, n'en bougeait pas, sa face était altérée et
d'aspect typhoïde ; la joue droite était un peu plus rouge que la gauche :
les lèvres étaient sèches, la langue très-saburrale et tremblotante. Elle
toussait et avait rejeté dans la nuit 2 à 3 crachats visqueux de couleur jus
de pruneau. Elle était oppressée et se plaignait d'un point de côté à droite.
La maladie avait débuté une huitaine jours auparavant d'une façon brusque, par des frissons suivis de vomissements. La cause en aurait été un
refroidissement.

Les signes physiques étaient les suivants : au sommet droit, matité dans
les fosses sus et sous-épineuses avec son skodique en avant; à ce niveau,
souffle intense sans crépitation et bronchophonie. A la base, au même
côté, matité absolue de trois travers de doigt de hauteur.

Il n'était donc pas douteux qu'il n'y eût une pneumonie du sommet
droit à la période d'hépatisation et qu'il n'y eût en même temps un peu de
pleurésie. Quant à l'hépatisation était-elle grise ou allait-elle le devenir ?

les crachats jus de pruneau et l'état général faisaient craindre au moins cette dernière éventualité.

En effet, indépendamment des signes extérieurs de l'état typhoïde, il y avait une diarrhée abondante avec ballonnement du ventre et gargouillement généralisé. La langue n'était pas seulement très-sale, elle était, je répète à dessein, tremblotante comme dans la dothiénentérie ou les états typhoïdes. Enfin il y avait une anorexie absolue et de fréquentes nausées.

Le pouls à 112—120 était dicrote; la température s'élevait à 39.2 dans l'aisselle.

M. Peter, assez peu soucieux de la lésion pulmonaire contre laquelle il employa quelques ventouses et un vésicatoire résolut de traiter la maladie comme s'il avait eu affaire à une fièvre typhoïde.

Administration de 1 gr. d'ipécacuanha. — La malade prit dans la journée deux pots de limonade vineuse et quelques cuillérées de bouillon, elle n'en put avaler davantage. Cinq ventouses scarifiées au sommet droit.

2 février. — La diarrhée persiste, l'état nauséeux est moindre, 10 gr. de sel de Seignette.

3 février. — Augmentation de l'épanchement pleurétique. — Expectoration à peu près nulle· Oppression extrême ; face grippée, abdominale ; voix faible et plaintive. Pouls petit et dépressible à 120 ; temp. matinale 39.6, vespérale 40.4. Ce fut la plus haute température. Deux nuits de délire. La veille, julep avec 0 gr. 10 de kermès à alterner avec la potion cordiale des hôpitaux.

4 février. — Température du matin 39, du soir 39,8. Faiblesse toujours grande, persistance de l'anorexie, de la diarrhée et du ballonnement du ventre. — 10 gr. de sel de Seignette, thé chaud sans rhum, limonade vineuse, vin de Bagnols et du lait comme nourriture.

5 février. — Fomentations émollientes sur le ventre et lavements émollients matin et soir ; vésicatoire en arrière et à droite sur la poitrine. Sous l'influence du purgatif, 5 à 6 selles fétides. — Suppression du julep kermétisé. — Délire tranquille, temp., le matin 39; le soir 39,5.

6 février. — Temp. du matin 40°, 6 gr. de sel de Seignette. La diarrhée cesse le soir. Temp. vespérale 39,5.

7 février. — Temp. du soir 39.2. — Adynamie excessive ; la langue et les lèvres sont recouvertes d'un enduit épais, croûteux et noirâtre ; pouls misérable, irrégulier. Vin de Bordeaux seul la soutient.

8 février. — La plaie du vésicatoire se sphacèle et cause beaucoup de

souffrance. — 250 grammes de café noir, 5 gr. de sel de Seignette dans la journée.

9 février. — Le matin, pouls 104; il n'est plus plein ni irrégulier : temp. 37.4; le soir 37,8. — Crachats plus abondants, rouillés, visqueux. Souffle en arrière, mais mêlé pour la première fois à des râles crépitants de retour. Amélioration parallèle du côté du ventre et de la poitrine Fièvre presque nulle. — Guérison prochaine.

10 février. — Temp. matinale s'élève de nouveau à 38°, et à 38,5 le soir. La langue est moins sèche et moins noire, la pointe en est rose et humide; fraicheur et moiteur de la peau. A partir de ce moment, le mieux s'accentue de jour en jour. Temp. est toujours à 38° le matin, à 38,4 — 38,1 le soir; ce n'est que le 18 qu'elle tombe le soir à 37,6. L'appétit revint. La malade reste à l'hôpital pour sa convalescence jusqu'au 15 mars, époque à laquelle elle part pour le Vésinet.

Dans l'observation XII, nous voyons la maladie débuter par des frissons suivis de vomissements, puis les symptômes typhoïdes apparaître après avec toute leur intensité.

3 février. La température atteint son apogée; elle est à 40,4.

Le 9. Elle était tombée à 37,4; c'est-à-dire au seizième jour de la maladie, après avoir subi plusieurs oscillations.

Telle n'est pas l'évolution habituelle de la pneumonie franche; la défervescence est au contraire rapide et complète.

Obs. XIII (tirée des leçons de clinique médicale de M. Peter).

Une jeune femme de 25 ans, cuisinière, ressentit du 25 au 28 février un froid inaccoutumé; le 29 la sensation de froid devint plus vive et, vers 3 heures de l'après-midi, elle éprouva une syncope de dix minutes environ de durée. Revenue à elle, elle demanda à être transportée de Neuilly à Paris chez une de ses parentes où elle arriva à 6 heures du soir. Durant le trajet elle se plaignait d'un grand mal de tête en même temps qu'elle éprouvait pour la première fois un point de côté qui l'empêchait de respirer.

Un médecin appelé le lendemain prescrivit contre cette maladie, qui s'annonçait si clairement par la douleur de côté et la dyspnée, des sinapismes aux jambes, un vomitif à l'ipécacuanha et un purgatif à l'huile de ricin ; il recommanda en outre de faire suer la malade.

Malgré cette médication, le mal ne faisait que s'aggraver, la jeune femme se décida à entrer à l'hôpital le 1er février, quatrième jour de la maladie. A la visite du soir l'interne de garde constatait l'état suivant grande prostration ; injection des pommettes ; rougeur de la langue à sa pointe, tandis que sa face dorsale est couverte d'un épais enduit saburra blanc jaunâtre ; tremblement de la langue ; fièvre ardente, respiration anxieuse ; pouls à 128 ; température à 40.2 ; respiration à 32.

Soupçonnant une pneumonie avec état typhoïde, il ausculta la malade, mais en arrière seulement, et négligea d'écouter dans l'aisselle ; il ne perçut aucun bruit morbide, néanmoins il fit appliquer le soir même six ventouses scarifiées, en arrière et à droite · la malade accusant une très-vive douleur de ce côté.

Le lendemain matin, 2 février, M. Peter constate l'existence d'une matite très-dure sous la clavicule droite, et perçoit un souffle dans cette région, ainsi qu'au sommet du creux axillaire. Evidemment il y a de l'hépatisation du sommet pulmonaire droit, mais la lésion est très-limitée. L'état général n'en est pas moins des plus sérieux : fièvre très-vive, température 40.1, langue sale, diarrhée abondante, ventre ballonné ; respiration anxieuse, moins cependant que la veille ; toux fréquente et expectoration nulle. Six ventouses scarifiées an-dessous de la clavicule (ce qui fait 12 en 18 heures). Potion gommeuse avec 10 centig. de kermès ; 10 grammes de sel de Seignette ; 2 pots de limonade vineuse (1/3 de vin par pot) et du bouillon. Dans la journée, la malade a eu des nausées, le purgatif a produit de nombreuses garde-robes ; quelques crachats visqueux, couleur reine-claude, ont été rejetés. Temp. 40°.

3 mars. — Le matin, pouls 116 ; temp. 40.2 ; même état local et général ; vésicatoire sous la clavicule. Soir, P., 120 ; temp. 40.8.

4 mars. — Même état, même prescription ; 10 gr. de sel de Seignette qui balaye sans fatigue l'intestin et fait cesser la diarrhée dans la nuit qui suit son administration. Temp., soir 40°.

5 mars. — La diarrhée reprend, langue toujours sale, de couleur blanc jaunâtre, ventre ballonné ; toujours du souffle au sommet et en avant ; en arrière, dans les fosses sus et sous-épineuses, râles crépitants et souffle ; expectoration peu abondante de crachats caractéristiques, un peu plus rouillés. Fièvre toujours vive. Pouls à 124 ; temp. du matin 39.8 ; pouls

à 132 le soir et temp. 40.8. On cesse le kermès ; fomentations émollientes et lavements émollients : lait à la discrétion de la malade.

Etat le même jusqu'au 8 où il s'améliore notablement ; diarrhée a cessé, et la malade a bien dormi pour la première fois ; toujours du souffle en avant et en arrière ; mais, en avant, on entend des râles crépitants de retour, cependant le pouls reste encore à 104 ; temp. 38°.

9 mars. — L'amélioration s'accentue d'avantage ; les crachats sont plus abondants et spumeux, sans coloration ; la nuit été bonne, la température du matin 37.4; celle du soir 38.6.

10 mai. — Plus de souffle en avant, quelques râles crépitants dans les grandes inspirations ; soufflé en arrière, près du rachis. Selles encore liquides, seulement deux en 24 heures. Pour la première fois, la malade demande à manger. La temp; du soir est de 37.8; le pouls 120; la peau fraîche. A partir de ce moment on peut considérer la malade comme guérie, la fièvre cesse ; les signes locaux disparaissent assez rapidement, cependant la malade est encore faible pendant huit ou dix jours. Elle se lève et quitte l'hôpital le 1er mai.

Nous constatons ici, comme dans l'observation précédente, que la défervescence s'est faite en terrasse, c'est-à-dire en plusieurs jours. La température la plus élevée fut atteinte dans la soirée du 3 mars ; elle oscilla pendant quelques jours jusqu'au 9, où elle tomba à 37,4.

A partir de ce moment, l'amélioration dans les symptômes généraux fut très-marquée.

<h1 style="text-align:center">III</h1>

PATHOGÉNIE ET ÉTIOLOGIE.

Pathogénie.—La pathogénie de la pneumonie thyphoïde est encore très-obscure, cependant quelques observations que nous produisons dans ce travail nous permettent d'établir, mais, avec quelques réserves, la nature infectieuse et contagieuse de cette affection.

La pneumonie typhoïde paraît se développer sous l'influence de causes qui ont agi longuement et lentement sur l'organisme. Elle se montre tantôt à l'état sporadique, tantôt à l'état épidémique.

C'est ainsi que Schenkius a signalé une épidémie qui régna en Europe en 1348, épidémie en Islande décrite par Hyastelin, épidémie de 1814, Laënnec; épidémies rapportées par le Dr Torchet; épidémie de Noyers, de Valenciennes, etc.

Ces épidémies ont surtout sévi en Allemagne et en Angleterre, régions qui présentent des conditions favorables à leur développement. Elles sévissent fréquemment dans les hospices de vieillards. (Fièvre adynamique de Pinel, à la Salpêtrière.)

Grisolle reconnaît que ces épidémies de pneumonie typhoïdes sont dues à des miasmes délétères qui ont pénétré dans l'économie à l'aide de l'absorption cutanée ou pulmonaire, car rien n'est plus commun que de rencontrer des pneumonies auxquelles on ne saurait assigner aucune cause occasionnelle.

Pour Skoda, Thomas, R. Latour, la maladie tient à un miasme organisé ou organique, atmosphérique ou tellurique. Nous pensons, comme plusieurs médecins, que la doctrine de l'infection et de la contagion seule explique et peut expliquer les épidémies de pneumonies.

Le Dr H. Hardwich considère cette affection comme une maladie spécifique dans laquelle le siége d'élection, auquel le poison se détermine, se trouve dans les cellules de l'air...? De même que la scarlatine se détermine à la peau, la fièvre typhoïde aux intestins, etc., de la même manière le germe pneumonique se détermine dans les tissus pulmonaires. C'est ainsi que cela se passe chez les bestiaux atteints de pleuro-pneumonie. Pourquoi la pleuro-pneumonie qui attaque l'homme ne serait-elle pas aussi infectieuse ? Pourquoi l'inoculation du virus pneumonique ne conférerait-elle pas comme dans le bétail l'immunité pour l'avenir aux individus une première fois atteints ? Les expériences n'ont pas donné jusqu'ici de résultats positifs pour confirmer l'hypothèse de la contagion dans le cas de pneumonie infectieuse, mais grâce aux progrès toujours croissants de l'anatomie pathologique, on arrivera à combattre un jour la pneumonie typhoïde, comme l'on combat aujourd'hui la variole.

Un fait digne de remarque, c'est que les seules maladies jusqu'ici connues comme ayant une marche déterminée sont de cause infectieuse : fièvre typhoïde, rougeole, variole, etc. Les anciens qui n'avaient pu saisir leur cause, voyaient dans ces maladies l'existence d'une matière fluide inconnue, le *quidquid ignotum*, lequel parcourait l'organisme et prenait enfin droit de cité dans tel ou tel organe. Ce *quidquid ignotum* on l'a découvert aujourd'hui pour la fièvre typhoïde, la variole, la scarlatine, etc. Est-ce à dire qu'il n'existe pas dans certaines maladies où on ne l'a pu encore trouver ? Non. L'analyse chimique nous démontre que dans la pneumonie le sang est chargé de fibrine ; mais comme l'a dit Trousseau : « Il renferme un autre élément morbide, dont nous ignorons la nature, et dont l'existence nous est seulement révélée par des manifestations morbides constantes. »

Mais pourquoi l'affection se localise-t-elle toujours dans le poumon et non dans tel ou tel autre organe ? Pourquoi dans la variole la localisation se fait-elle sur la peau et les muqueuses? Pourquoi sur l'intestin dans la fièvre typhoïde? Personne ne peut le dire, le fait n'en n'existe pas moins.

M. le docteur Parkes, de (Greenwich), a dit que dans l'homme aussi bien que dans les animaux il existe certainement une pneumonie ou maladie phthisique qui est contagieuse (Dr Parkes's Manual of hygiene). Grœsinger a dit aussi que dans les districts malsains la pneumonie peut prendre la forme épidémique. (Infection Krankheiten.) A l'appui de ces diverses opinions le Dr Hardwiche a confirmé le fait en citant quelques cas de contagion qu'il eut occasion d'observer dans sa clientèle.

« J'ai traité, dit-il, un pasteur qui était atteint de pneumonie aiguë, et qui était soigné pendant sa maladie par un autre parent. Ce dernier fut atteint de la même maladie et la communiqua à un autre parent.

« Dans un autre cas, un vieillard sur le point de mourir de cette même maladie envoya chercher quelques-uns de ses parents, afin de les voir pour la [dernière fois. Chacun de ces parents fut ensuite atteint de la même affection.

« Un autre homme que je traitais, ajoute le même auteur, avait été atteint le 2 avril 1863 de pneumonie aiguë. Il vivait dans un petit village, et était la seule personne qui eût alors cette maladie. Quelques jours après, un voisin fut frappé de la même maladie, puis un autre voisin, ensuite un autre ; jusqu'à six différentes personnes furent atteintes exactement de la même façon.

« Ces cas que j'ai choisis, entre un grand nombre que j'aurais pu citer sont une preuve suffisante des caractère épidémiques et infectieux de cette maladie. Je ne prétends pas soutenir que tous les cas de pneumonie soient nécessairement infectieux. »

Nous adoptons parfaitement l'opinion du médecin anglais, et comme lui nous admettons l'existence de deux sortes de pneunomies : l'une provenant probablement du froid ou d'autres causes, l'autre zymotique. Jusqu'à ce jour ces deux formes ont été confondues ensemble, de même qu'autrefois le typhus et la fièvre typhoïde étaient compris sous une même dénomination commune. Bon nombre de médecins tant anciens que modernes, et parmi eux Grisolle, n'admettent pas la contagion.

Nous pensons que cette forme de pneumonie tient à un état particulier dit typhoïde ayant une origine organique ou tellurique de nature inconnue.

La pneumonie ne serait qu'une des manifestations de cet état général, manifestation localisée dans le poumon. Il en serait de même pour la dothinentérie où cet état général se manifeste, se localise dans les plaques de Peyer, et les follicules clos. L'érysipèle localisé sur la peau et les muqueuses ne serait aussi que la manifestation de cet état typhoïde.

Étiologie. — Après avoir parlé de la pathogénie de la pneumonie typhoïde, il nous reste maintenant à rechercher quelles sont les causes individuelles et extérieures qui peuvent en favoriser le développement.

Ces causes peuvent être prédisposantes ou occasionnelles.

Causes prédisposantes. — La prédisposition est une cause puissante, car celle-ci en l'absence de toute cause déterminante peut provoquer la pneumonie par un travail spontané de l'organisme ; on ne sait guère en quoi consiste cette prédisposition. Elle est subordonnée à l'âge, au sexe, à la constitution, au tempérament de l'individu, aux conditions hygiéniques, ainsi qu'aux influences saisonnières et topographiques auxquelles il est soumis.

1° *Age.* D'après les faits observés par Grisolle, cette forme de pneumonie se montrerait surtout de 18 à 30 ans et de 50 à 70 ans ; elle serait beaucoup plus rare dans l'âge adulte. Cependant la constitution épidémique peut modifier ce résultat: Epidémie de Torchet où les jeunes gens étaient de préférence atteints. Cette maladie est plus commune et en même temps plus grave chez les vieillards. Les enfants y sont très-sujets et souvent chez eux la maladie est méconnue.

1 *Sexe.* Plus fréquente chez l'homme que chez la femme ; 14 sur 15 malades, dit Grisolle, appartiennent au sexe masculin ; le contraire a lieu dans les épidémies.

3° *Constitution, tempérament.* — Aucune constitution n'est

à l'abri, mais celles qui sont naturellement débiles, celles qui sont usées par le travail, la misère, les excès ou les maladies, les diathèses et les constitutions cachectiques, sont bien plus fréquemment atteintes.

4° *Conditions hygiéniques.* Dans la statistique de Grisolle, plusieurs des malades avaient été affaiblis par des privations, des chagrins, des excès ou des maladies antérieures ; 3 faisaient des excès alcooliques. L'alcoolisme et les diathèses jouent en effet un assez grand rôle dans la production de cette maladie : pneumonie typhoïde épidémique (épidémie de Noyers.) Le Dr Mackintosh a vu dominer également pendant la guerre une forme typhoïde parmi les troupes cantonnées sur les côtes et dans des garnisons où le service était pénible. Les soldats étaient alors souvent frappés pendant la faction de nuit, et la maladie sévissait spécialement chez ceux qui faisaient abus de liqueurs alcooliques. Aussi la pneumonie typhoïde est-elle fréquente chez les ivrognes, chez les sujets atteints de délirium trémens, comme nous le verrons dans quelques unes de nos observations. Elle se montre sporadiquement ou épidémiquement dans les hospices de vieillards.

5° *Pays, Saisons.* — On la rencontre fréquemment dans les pays septentrionaux et notamment en Angleterre, à Edimbourg à Dublin, où elle règne parfois épidémiquement. Elle est relativement rare en France, du moins dans les hôpitaux d'adultes. Elle atteint son maximum de fréquence au mois de mars et de février, lorsque l'atmosphère est humide et froide.

Causes occasionnelles. — Un fait digne le remarque, c'est l'assertion de Grisolle qui ne reconnait le refroidissement pour cause déterminante que dans 1/4 des cas.

Ziemssen et Wilson Fox (d'Angleterre) ne pouvaient tracer d'autres connexions entre l'exposition au froid et la maladie, le premier que dans 1/10 des cas, le second que dans les 6/53. La considération de ce fait, ainsi que quelques rares exemples de pneumonie chez le fœtus ont tellement influencé l'opinion médicale que la pneumonie ordinaire est considérée par un grand nombre comme une maladie du sang, qu'indiquent infailliblement l'abaissement remarquable de température après que l'effusion a eu lieu dans le poumon, l'occurence fréquente d'albumine dans l'urine et tout son cours.

Lorsque la maladie est sporadique, elle se développe le plus souvent spontanément, il en est de même, a plus forte raison, dans les cas où elle règne épidémiquement. Dans l'épidémie de Torchet, les causes ignorées ont été dues rarement au refroidissement. Les phénomènes typhoïdes se seraient donc développés sous l'influence d'une prédisposition et de causes dont l'action a été longue et obscure. Pour que le froid agisse comme cause suffisante pour engendrer l'affection, il faut que l'organisme soit dans un état opportun de réceptivité.

Ainsi dans la vieillesse un grand nombre de pneumonies marquées par des symptômes généraux caractéristiques de la fièvre adynamique sont la conséquence de la débilité de l'organisme.

Celle-ci reconnaît pour causes : 1° une hématose incomplète; 2° une innervation moins active. Il en est de même chez l'adulte lorsque antécédemment à l'invasion de la pneumonie il y a eu viciation de l'innervation et de l'hématose. Ce qui le prouve, c'est l'aspect tout spécial que revêtent les pneumonies qui viennent à sévir dans ces masses d'hommes placées sous l'influence plus ou moins prolongée d'un air trop imparfaitement renouvelé, d'une alimentation non suffisamment réparatrice, de grandes fatigues musculaires ou de pénibles impressions morales.

Siége. — Les auteurs ne sont pas parfaitement d'accord sur le siége favori de la pneumonie typhoïde.

Grisolle a constaté que dans les 9/12 des cas le poumon droit était atteint, et que dans les 2/3 d'entre eux c'était le lobe supérieur.

Torchet a donné à peu près les mêmes proportions.

Stokes, de son côté, a reconnu que chez les ivrognes, c'est le lobe inférieur du poumon gauche qui présente surtout la lésion.

Friedrichs a constaté plusieurs fois le fait suivant, c'est que l'hépatisation au lieu de se localiser dans telle ou telle partie du parenchyme pulmonaire, s'était formée à la base en arrière pour se propager au sommet et de là souvent envahir l'autre poumon et constituer ainsi une pneumonie double dangereuse.

« La pneumonie du sommet, dit M. le professeur Peter, est la plus fréquente dans un organisme moins résistant. »

C'est ce qui arrive pour les vieillards et les sujets diathésiques ou cachectiques.

« La pneumonie du sommet, ajoute l'illustre professeur,
n'est pas la pneumonie de la vieillesse, mais de ous les
états mauvais de l'organisme, à tous les âges de la vie,
au dernier âge de préférence, parce que l'organisme est
usé ; au premier âge lorsque l'organisme est débilité
comme par exemple chez les enfants des pauvres ; à l'âge
moyen, lorsque l'organisme est altéré par les diathèses,
les excès ou les passions ; dans tous ces cas, en effet, il y a
faiblesse naturelle ou acquise, ou encore mauvaise hygiène.
La pneumonie est une manière de mourir et constitue la
fin naturelle des vieillards. La pneumonie du sommet est,
le plus ordinairement, à un état général mauvais plus ou
moins récent, ce que la tuberculose du sommet est à un
état général chronique : un produit de cachexie. »

Nous nous rallions complétement à l'opinion émise par
M. Peter. La pneumonie du sommet est l'indice d'un mauvais état général. Quoi de plus naturel de voir s'effectuer
au sommet cette localisation, lorsque l'organisme se
trouve soumis à l'influence du processus typhoïde. La
vitalité du poumon dans cette région se trouve altérée,
amoindrie, et le parenchyme pulmonaire n'offre plus assez
de résistance pour lutter contre les progrès du mal.

IV

ANATOMIE PATHOLOGIQUE

Nous avons considéré la pneumonie typhoïde comme une maladie générale, due à un principe spécifique, infectieux et contagieux. Car les faits ont démontré souvent que la fièvre ne cesse point et ne perd rien de son intensité, quoique la péripneumonie soit en voie de réduction.

Avant que l'anatomie pathologique ne fût cultivée, les anciens confondaient assez facilement avec les fièvres continues et intermittentes beaucoup de cas où la fièvre n'était réellement que le symptôme d'une inflammation interne, mais il n'en est pas moins vrai que les faits et le raisonnement s'accordent dans l'état actuel de la science pour prouver que les lésions du canal intestinal n'en sont que l'effet. On pourrait en dire autant du poumon, car l'examen des faits prouvent que les lésions de la pneumonie sont, dans bien des cas, évidemment postérieurs, d'après les symptômes qui les indiquent, à la fièvre, et n'en sont par conséquent pas plus la cause que l'inflammation de la peau n'est celle de la petite vérole. On trouve d'ailleurs assez souvent la pneumonie arrivée à la période de résolution chez des sujets qui succombent à une fièvre continue.

Ceci dit, nous allons examiner attentivement les différentes altérations que subit l'organisme dans le cas de pneumonie typhoïde.

La pneumonie doit présenter deux sortes de conditions spéciales : les unes locales, les autres générales. Nous nous occuperons d'abord des premières qui rentrent dans le domaine de l'anatomie pathologique. Quant aux autres, elles seront passées en revue dans la symptomatologie.

Les altérations locales du poumon consistent :

1° Dans l'exsudat ;

2° Dans la coagulation de cet exsudat ;

3° Dans la régression ou bien dans l'hépatisation grise, suivant que le cas est favorable ou non.

A l'autopsie on constate assez souvent un épanchement pleurétique plus ou moins abondant, citrin verdâtre avec un œdème sous-pleural. — L'une ou l'autre plèvre est recouverte par un exsudat fibrineux blanc verdâtre, tomenteux, épais de 3 à 4 millimètres en moyenne, s'enlevant facilement de la surface du poumon sous forme de larges et longues langettes.

Pendant la période d'engouement, il est couleur lie de vin, il est lourd, friable, conservant l'empreinte du doigt ; il crépite moins et surnage incomplétement dans l'eau ; si on l'incise il s'écoule un liquide visqueux fibrineux, rougeâtre en raison de son mélange avec une certaine quantité de sang, des cellules épithéliales provenant de la desquamation des alvéoles dont les capillaires sont gonflés.

La deuxième période correspond à la coagulation de l'exsudat. Le poumon est alors rouge foncé, dur, il ne crépite plus, plonge dans l'eau et ne saurait être insufflé.

Si on l'incise chez le vieillard, on voit la surface de la coupe ne présenter que quelques granulations rouges ; ordinairement cette coupe paraît presque lisse, ce qui tient à la faible coagulabilé de l'exsudat, qui est pauvre en fibrine.

L'exsudat fibrineux coagulé qui occupe les alvéoles peut avoir deux destinées différentes :

1° Il se liquifie et il est éliminé par les crachats, après avoir subi la transformation graisseuse.

2° Il subit la transformation purulente qui constitue l'hépatisation grise. Les parties malades prennent une teinte grisâtre, d'abord marbrée de nuances diverses, puis uniforme lorsque la suppuration est complète.

Les diverses altérations du poumon ne sont pas toujours en rapport avec la fièvre. Ainsi à l'autopsie, chez les sujets morts d'une pneumonie infectieuse, ces lésions consistent simplement en une fluxion suivie d'un exsudat plus ou moins abondant ; d'autrefois l'on n'a affaire qu'à une hépatisation rouge ou à une hépatisation grise se présentant tantôt sous l'aspect de noyaux grisâtres, tantôt occupant une surface uniformément grisâtre ; enfin l'on peut constater la présence de quelques noyaux gangréneux ou d'abcès qui ne sont alors qu'une complication de la maladie.

Ces altérations, comme nous l'avons dit à propos de l'étiologie, siégent de préférence au sommet de l'organe ; parfois elles sont centrales et alors la pneumonie peut passer inaperçue. Un fait particulier à noter, c'est que souvent, comme le dit Friedrichs, l'inflammation commence en un point indéterminé, et l'on peut suivre par l'examen des signes physiques, l'hépatisation se propageant du jour au lendemain en d'autres points. « J'ai vu, ajoute le même auteur, des cas dans lesquels tout le poumon d'un côté a été envahi de cette façon. La pneumonie commençait à la base en arrière, puis remontant au lobe moyen, de là sur le côté, plus tard au sommet, et ensuite à la partie antérieure, de telle façon que tandis qu'en avant et au sommet, aux points pris en dernier lieu, on pouvait constater les signes d'une hépatisation récente, en bas et en arrière on pouvait voir la lésion formée à la période de retour. En raison de cette marche nomade et *serpigineuse*, ces formes remarquables de pneumonie ne sont pas liées à cette évolution cyclique comprenant un nombre déterminé de jours que nous remarquons en général dans les pneumonies habituelles. »

· Outre les lésions du poumon, nous trouvons encore quelquefois dans le péricarde un léger épanchement citrin et légèrement louche. Le cœur ne présente habituellement aucune lésion bien importante. Cependant on a constaté quelquefois qu'il était graisseux et un peu friable.

On n'observe du côté du tube digestif aucun désordre pendant la vie; de même pas de lésion après la mort. Le foie est sensiblement augmenté de volume.

Les ganglions mésentériques, par le fait de leur infiltration, sont grisâtres ou roses, ramollis, friables et augmentés de volume.

« Mais ce qui doit nous fortifier dans l'hypothèe d'une origine infectieuse de la pneumonie typhoïde, *c'est le gon-*

flement de la rate qui est constant et peut se constituer dans les premiers jours de la maladie, et qui en peu de jours peut être assez prononcé pour que la rate dépasse de 3 à 4 travers de doigt le rebord des fausses côtes; malgré cela elle est parfaitement saine à la palpation. Par sa grosseur cette tuméfaction fait songer à la *rate typhoïde*, tandis que dans le fait, elle s'en différencie en ce qu'après la chute de la fièvre elle revient plus vite à l'état normal, et que par ce fait elle se rapproche plus de l'état où elle est dans la diphthérie, l'exanthème aigu et l'érysipèle. On voit facilement qu'il ne s'agit pas ici d'une simple tuméfaction hypérémique, par stase passive du sang, mais d'une augmentation hyperplasique du parenchyme. Il suffit de se reporter en arrière et de considérer qu'elle se trouve déjà au début de la maladie, lorsque l'hépatisation n'a encore envahi que peu de points, et qu'elle arrive à un volume tel qu'on ne la trouve jamais ainsi dans les pneumonies habituelles ou même d'autres affections locales, accompagnées de stase circulatoire de la petite circulation, par exemple dans la pleurésie avec exsudat. (Friedrichs.)

V

SYMPTOMES.

La manière dont la pneumonie typhoïde débute est assez variable. La maladie est précédée le plus souvent de prodromes qui durent plusieurs jours, et même parfois plusieurs semaines. Ces symptômes précurseurs consistent ordinairement en une céphalalgie sus-orbitaire à peu près constante, en un malaise général et surtout en une grande prostration des forces. On remarque aussi de la faiblesse dans les membres, du tiraillement, des sensations anormales, de la rachialgie, et des troubles de l'appareil digestif, tel que dévoiement, etc. On a vu survenir quelquefois des épistaxis plus ou moins abondants.

Puis lorsque ces prodromes ont duré un temps plus ou moins long (de un à quinze jours, et même davantage), survient alors un frisson suivi des symptômes locaux d'une pneumonie.

Quelquefois la pneumonie se présente d'abord sous l'aspect d'une fièvre intense et peut revêtir d'emblée la forme typhoïde, sans que l'on puisse constater pendant plusieurs jours aucun symptôme du côté des voies respiratoires, tels que la toux, le point de côté, l'expectoration, etc.

Il arrive parfois que l'état typhoïde succède à des symptômes franchement inflammatoires. On constate alors une douleur pleurétique plus ou moins diffuse; une oppression considérable, un pouls large et fréquent. Le sang de la veine est riche, son caillot est dense et couvert d'une couche épaisse.

Dans la pneumonie des vieillards, sans symptômes généraux qui soient en rapport avec la gravité du mal, il est un signe assez caractéristique, nous voulons parler de la sécheresse de la langue.

Dans la plupart des cas on a trouvé des altérations plus ou moins profondes dans les fonctions du système nerveux : altération du facies, attitude du malade, délire, coma ou convulsions.

D'un autre côté on constate un affaiblissement de la contractilité musculaire, une prostration extrême des forces, de l'abattement, de la stupeur, des vertiges, des bourdonnements d'oreilles, du relâchement des sphincters avec incontinence d'urine et de matières fécales ; des fuliginosités sur les lèvres et sur les gencives.

Quelquefois la prostration est moins considérable, mais le malade est sujet aux hallucinations, aux rêvasseries ; il y a obscurcissement de l'intelligence et du délire sous l'influence duquel les malades sortent de leur lit.

L'état typhoïde peut affecter deux formes suivant qu'il y a prédominance des phénomèues ataxiques ou des phénomènes adynamiques. Ces deux formes peuvent exister séparément ; mais dans la plupart des cas on les trouve réunies : fièvre ataxo-adynamique, caractérisée par un trouble de l'encéphale avec surexcitation nerveuse auquel s'ajoute un désordre de la sensibilité et du mouvement.

Dans la pneumonie à forme ataxique le délire peut être doux et tranquille et rester souvent au degré du subdélirium. Il faut bien le séparer du délire agité et bruyant d'action et de parole des buveurs (délire alcoolique).

L'ischémie artérielle est la principale cause du délire que présentent les individus excitables, faibles, cachectiques. Trousseau reconnaît plusieurs espèces de délire :

1° Celui qui dépend de l'intensité de la fièvre péripneumonique, et qui prouve seulement que le cerveau partage l'excitation fébrile de tous les appareils.

2° Le délire lié à la suppuration du parenchyme pulmonaire et qui est probablement du même genre que tous les délires produits par les infections purulentes (*a peripneumonia phrenitis malum.* — Hippocrate.) constamment funeste.

3° Délire dépendant plutôt de la malignité de la cause de la pneumonie que de celle-ci : pneumonie produite par intoxication quelle qu'elle soit (fièvre putride).

4° Subdelirium avec défaut d'harmonie entre les différents symptômes, et prédominance des accidents nerveux qui sont sans rapport évident avec l'inflammation pulmonaire.

L'hébétude est un symptôme constant ; la mémoire est affaiblie ; les malades répondent lentement aux questions qu'on leur pose. Leurs yeux sont hagards et fixes ; les lèvres tremblantes comme nous le voyons dans les observations 1, 10, 12, 13. On remarque en outre des contractions fibrillaires des muscles et de la face, symptôme que l'on trouve dans la méningite aiguë.

Il y a des soubresauts des tendons et même de la raideur tétanique des membres que l'on constate surtout chez les sujets alcooliques et nerveux.

La pneumonie à forme adynamique est plus fréquente chez les vieillards, chez les sujets jeunes, débilités et cachectiques, etc. Chez ces individus-là l'adynamie domine la pneumonie, est antérieure à elle et n'en est pas l'effet.

Les phénomènes adynamiques apparaissent tantôt au début de la pneumonie, tantôt enfin, on les observe vers le cinquième jour où à la fin du premier septénaire.

En général, comme le pense Trousseau, quand l'on voit se développer les phénomènes typhoïdes, leur apparition doit révéler l'intoxication de l'économie pas le pus sécrété dans le poumon, pus qui se mêle au sang pour être charrié dans tout l'arbre circulatoire.

Ces phénomènes se traduisent par une immobilité des traits, par de la stupeur, etc. Les malades restent couchés sur le dos, et leur faiblesse est si grande, leur contractilité musculaire si affaiblie, qu'ils ne peuvent se tenir debout ni même assis. Cette prostration est plus complète en temps d'épidémie que lorsque la pneumonie règne sporadiquement.

Nous avons vu que l'état typhoïde occasionne des troubles dans les organes digestifs. La langue est desséchée, noirâtre, fendillée, surtout chez le vieillard et l'enfant ; les dents ainsi que les gencives sont couvertes de fuliginosités.

La déglutition est parfois pénible ; le ventre en général plat, est rarement le siége du météorisme et du gargouillement. Il y a de la diarrhée caractérisée par des selles liquides, bilieuses et roussâtres et quelquefois involontaires, avec ou sans coliques.

A l'examen du foie et de la rate, nous voyons que ces organes ont augmenté de volume.

Du côté de l'appareil circulatoire, le pouls est assez fréquent et donne de 90 à 130 pulsations ; il est petit, faible, dépressible, parfois intermittent comme le prouvent nos observations.

Dans le cas de prostration excessive, il est dure, dicrote et parfois résistant.

Examinons maintenant les symptômes fournis par les organes respiratoires :

L'oppression en général est assez considérable, mais il arrive souvent que l'hépatisation du poumon survenant brusquement, ne donne lieu chez certains vieillards qu'à une dyspnée médiocre; chez d'autres une pneumonie légère amène une gêne extrême de la respiration. Si la gêne respiratoire n'est pas en rapport avec la phlegmasie pulmonaire, les autres symptômes locaux sont aussi en général peu prononcés ; ainsi la douleur de côté peut manquer complétement; cette douleur, quand elle existe, est généralement diffuse, moins intense que dans la pneumonie habituelle, et ne s'accuse parfois que dans les fortes inspirations. La toux est rare; les crachats sont ceux du catarrhe, ils sont ni transparents ni rouillés.

La crépitation ou le souffle varient suivant le degré auquel la maladie est parvenue. Dans le premier degré, la crépitation est plus forte, plus rare, plus humide ; parfois on n'entend aucun bruit, soit naturel, soit morbide. Cette crépitation n'est perçue que dans la toux ou les fortes inspirations, de plus, le souffle est plus ou moins rude.

Mais quand tous ces signes viennent à faire défaut ou bien se présentent avec des caractères peu tranchés, c'est alors qu'on voit apparaître des phénomènes d'une autre nature, et les malades tombent dans une prostration qui va en augmentant. Ils succombent au bout de quelque temps à la fièvre dite adynamique. Sans la percussion et l'auscultation, on peut dans ces cas-là méconnaître l'affection pulmonaire ou la perdre de vue, et ce n'est qu'à l'autopsie qu'on en apprécie toute la gravité. Nulle part ailleurs on ne trouve de lésions, et il semble alors tout naturel de rapporter à la maladie du poumon les symptômes adynamiques qu'a présentés l'individu malade.

Il est un élément de diagnostic important qui joue un rôle considérable dans ce processus morbide, nous voulons parler de la fièvre.

1 n'y a pas de pneumonie sans fièvre, et ceux qui ont soutenu le contraire ne se sont pas servi du thermomètre.

« La fièvre, dit le D' Bernheim, peut précéder et dans la majorité des cas précède la lésion anatomique ; ce n'est pas une fièvre inflammatoire. Lorsqu'à la suite d'une plaie une inflammation se développe, le gonflement, la rougeur, la chaleur locale précédent la réaction fébrile et le frisson apparaît seulement pour indiquer la suppuration. C'est au contraire le propre des maladies infectieuses, des pyrexies, de l'érysipèle, qui est une maladie infectieuse locale ou générale, de débuter par la fièvre ou par des symptômes généraux. Le frisson constitue alors le symptôme de l'intoxication.

Par sa manière de débuter la pneumonie s'affirme souvent comme une pyrexie, comme une fièvre. C'est un pocessus aigu spécial du parenchyme pulmonaire dominé par un état général. Et toute l'évolution de la maladie ne vient-elle pas compléter l'analogie ? Cette marche régulière cyclique de la température, telle qu'on la retrouve dans les pyrexies, les fièvres éruptives, l'érysipèle, etc., cette crise rapide à jour fixe, l'amendement de l'état général précèdant invariablement la résolution de l'état local, toute l'histoire de la maladie figurée par la courbe graphique de la fièvre, tout cela ne donne-t-il pas l'impression d'une maladie générale localisée dans le poumon, d'une *fièvre pneumonique*, et non d'une pneumonie. »

Si la pneumonie, comme le dit Traube, est le produit de la cause, comment expliquer les progrès immédiats que fait l'inflammation ? On dit bien que l'inflammation porte en elle-même les conditions de sa propagation ; mais que voyons-nous lorsqu'au summum de la maladie survient une crise subite ? A partir de ce moment la phlegmasie ne s'étend plus. D'ailleurs ne voit-on pas l'inflammation pulmonaire envahir non pas toujours les parties continues, mais quelquefois des portions d'un autre lobe pulmonaire. Nous avons déjà parlé à propos de l'anatomie pathologique de cette marche normale et serpigineuse de l'hépatisation pulmonaire. Nous avons vu que celle-ci peut se propager non-seulement vers le sommet, mais encore gagner l'autre poumon et constituer ainsi une pneumonie double.

Dans le cours de la maladie on observe souvent le fait suivant, c'est que l'arrêt de l'exsudation suit la diminution de la fièvre. Dans ce cas la température revient d'abord à l'état normal ; là où il y avait matité, la sonorité revient, et là où l'on entendait du souffle on entend un râle crépitant ; les crachats deviennent blancs et opaques, en un mot la maladie semble terminée. Tout à coup la fièvre, qui avait disparu depuis 12 à 24 heures, atteint de nouveau son intensité première et l'exsudation augmente dans la partie enflammée.

D'un autre côté l'on voit souvent la résorption de l'exsudat dans la partie enflammée pendant qu'une nouvelle exsudation se fait sur un autre point.

La fièvre se maintient avec une intensité continue de 10 à 14 jours et plus ; la crise ne suit pas si facilement, ni si rapidement, et la défervescence se fait plus souvent par une sorte de lysis durant plusieurs jours, rarement par une chute brusque et critique.

Les anciens admettaient dans la pneumonie des jours critiques et des jours indicateurs ; les anatomo-pathologistes les nièrent. Andral seul osa protester et l'expérience lui donna raison.

L'Ecole allemande a démontré qu'un peu avant la période de défervescence il se produit une aggravation passagère de tous les symptômes généraux : chaleur plus forte, un peu de délire, etc ; puis disparition de ces symptômes, et marche progressive de la maladie.

M. Bernheim a observé que sur 18 cas, il y en avait quatre dans lesquels la défervescence s'est faite plus ou moins en terrasse, c'est à dire en plusieurs jours.

La tendance de la maladie à faire sa crise à jour fixe du 5e ou 9e jour, se trouve toujours marquée par une rémission plus brusque, sinon par la défervescence complète.

VI

MARCHE. TERMINAISON. DURÉE.

La marche de cette affection est plus ou moins rapide dans une certaine limite, mais elle sera toujours régulière, rhythmique, comme le prouvent les mesures thermométriques, ce qui ne paraît pas être le cas des inflammations traumatiques. Nous avons vu précédemment qu'avant la défervescence il se produit une aggravation passagère de tous les symptômes généraux et que la maladie reprenait ensuite sa marche progressive.

Si c'est l'altération primitive du sang qui donne naissance aux symptômes typhoïdes, ceux-ci peuvent acquérir leur plus haut degré de développement et entraîner la mort en quelques heures.

Si le point de départ est dans un organe où l'inflammation se développe rapidement, comme dans un poumon, les symptômes typhoïdes auront comme cette inflammation une marche prompte et une terminaison rapide. Que si, au contraire, ils se lient à une inflammation qui, comme celle des follicules intestinaux a des périodes qu'elle parcourt avec une certaine lenteur, ils seront comme cette inflammation elle-même lents à se développer et à se terminer, soit favorablement, soit d'une manière funeste.

La pneumonie présente donc un cycle typique caractérisé par une fièvre à invasion brusque s'établissant promptement et arrivant très-vite à la période d'état.

Après s'être maintenue quelque temps, elle tend à diminuer comme elle s'est accrue, en escalier.

La durée de la maladie varie dans des limites assez restreintes, et il est souvent difficile de la déterminer exactement. On peut dire qu'elle est en moyenne de 8 à 10 jours et qu'elle peut même dépasser ce chiffre. Elle est subordonnée : 1° à l'intensité des phénomènes généraux ; 2° à l'étendue des lésions locales.

Quand la maladie doit se terminer par la guérison, on observe une diminution progressive dans les accidents les plus graves.

VII

PRONOSTIC, DIAGNOSTIC.

Le pronostic de cette affection est toujours grave et cette gravité est en rapport :

1° Avec la constitution épidémique ;

2° Avec les conditions hygiéniques et individuelles ;

3° Avec la cause des altérations anatomiques ;

4° Avec le siége de la lésion ;

5° Enfin avec d'autres symptômes plus ou moins graves.

a) Toutes choses étant égales d'ailleurs, la gravité des symptômes typhoïdes est beaucoup plus sérieuse lorsque la pneumonie sévit épidémiquement et lorsqu'elle règne sous l'influence de certaines constitutions médicales (épidémie de grippe en 1837). Dans ce cas là les accidents typhoïdes jouent le principal rôle ; ils précèdent l'inflammation pulmonaire, et ils ont une intensité plus grande qu'à l'état sporadique.

b) La maladie est bien plus grave chez les vieillards, les jeunes enfants, et en général chez tous les individus débilités, cachectiques, diathésiques. L'alcoolisme est une des causes qui favorisent le plus sa production et son évolution.

c) Si c'est une altération primitive du sang qui donne naissance aux symptômes typhoïdes, ceux-ci peuvent acquérir en quelques heures leur plus haut degré de développement et entraîner rapidement la mort.

d) La plupart des auteurs s'accordent tous à dire que la pneumonie du sommet est une circonstance fâcheuse.

e) La gravité du pronostic dépend encore de la forme sous laquelle apparaissent les symptômes généraux. Ainsi la pneumonie à forme ataxique est bien plus redoutable que la pneumonie à forme adynamique; cette dernière est mortelle chez le vieillard et l'enfant.

De plus ces pneumonies par leur marche progressive, par le maintien de l'acmé pendant un grand nombre de jours, et par la tendance qu'elles offrent à se propager au sommet et à devenir doubles, par le développement plus ou moins prononcé d'une coloration de la conjonctive, par l'apparition du délire, par la sécheresse de la langue, par les évacuations diarrhéiques persistantes et rebelles, et par le collapsus qui s'ensuit, ces pneumonies nomades prennent un caractère particulier plus dangereux que les formes habituelles, avec une certaine ressemblance avec les affections typhiques graves.

DIAGNOSTIC.

En faisant l'étude de l'étiologie et de la symptomatologie, nous avons vu la valeur qu'il fallait attribuer aux conditions étiologiques, aux symptômes et aux lésions, comme caractéristiques de la pneumonie typhoïde.

Nous allons maintenant grouper quelques éléments qui nous permettront de différencier la pneumonie typhoïde des autres maladies infectieuses.

Le diagnostic présente de très-grandes difficultés, surtout au début, lorsque la lésion pulmonaire est encore peu marquée, ou bien lorsque la pneumonie est centrale. Ainsi dans l'examen de la poitrine chez les vieillards, ce genre d'affection peut passer complétement inaperçu, comme le démontre l'observation des faits. Lorsqu'on ne peut pas apprécier les signes stéthoscopiques et que le malade ne tousse pas, ne crache pas, ne présente pas le faciès pneumonique, qu'il ne souffre pas du point de côté, on peut facilement diagnostiquer une fièvre typhoïde à sa période prodromique pour une pneumonie. La confusion est encore possible lorsqu'il s'agit de diagnostiquer une pneumonie et que l'affection à rechercher est une tuberculose à sa première période. Mais dans ce dernier cas on peut différencier les deux affections en introduisant un élément du diagnostic assez concluant, nous voulons parler de l'antagonisme qui existe entre la pneumonie et la tuberculose. Voilà comment s'exprime M. Bernheim dans ses leçons de clinique médicale : « La pneumonie offre,

« dans son histoire, une particularité qui me semble la
« rapprocher de la fièvre typhoïde ; je veux parler de
« l'antagonisme qui existe entre elle et la tuberculose.
« Je n'ai jamais vu un phthisique prendre la fièvre ty-
« phoïde ; je n'ai jamais vu un tuberculeux en cours d'é-
« volution prendre une pneumonie franche. Il se déve-
« loppe dans la tuberculose des pneumonies catarrhales,
« c'est-à-dire des bronchites capillaires étendues aux al-
« véoles pulmonaires. Mais de véritables pneumonies
« évoluant en sept à neuf jours avec expectoration rouil-
« lée, souffle et râles crépitants, je n'en ai pas observé
« chez des phthisiques. »

Une autre difficulté se présente dans le diagnostic, c'est
lorsqu'il s'agit de différencier l'état adynamique réel de
l'état adynamique apparent. Le premier de ces états est
commun aux individus débilités, nerveux ou cachectiques ;
le second se rencontre surtout chez les hommes vigoureux, à tempérament sanguin. La forme ataxique présente aussi quelques caractères qui lui sont communs avec
les affections de l'encéphale, de ses enveloppes ou des méninges. Enfin la pneumonie typhoïde diffère très-peu
symptomatiquement des pneumonies compliquées de méningite. Dans l'une ou l'autre affection on constate à peu
près les mêmes symptômes : délire plus ou moins agité,
avec un état général très-grave, comme l'indique l'observation n° 10 que nous avons empruntée aux leçons de
clinique de M. Bernheim : « Clignement des yeux, les deux
globes oculaires se portent le plus souvent en haut et en
dehors ; secousses musculaires de la face ; pupille gauche

plus dilatée que la droite; le malade délire. Période d'excitation; période de dépression; adynamie; mort. Ne croirait-on pas assister à l'évolution de la méningite la plus intense? Et cependant aucune altération grave, ni dans le cerveau, ni dans les méninges. »

VIII

TRAITEMENT

La pneumonie étant une maladie de tout l'organisme avec altération locale du poumon, ce qu'il faut traiter c'est l'état général, c'est la fièvre concomitante. L'indication du traitement ressort donc des phénomènes généraux; elle varie suivant les cas, suivant la période à laquelle la maladie est parvenue, suivant l'intensité des phénomènes nerveux et de l'affection pulmonaire.

Lorsque l'état typhoïde coexiste avec un appareil symptomatique inflammatoire (stupeur, prostration des forces, accablement, insomnie, vertiges, état fuligineux des dents et de la langue) chez un sujet jeune et vigoureux, ayant un pouls large, dur, vibrant, eh bien alors la saignée est indiquée. M. Labbé nous a cité le fait de deux malades auxquels on fit la saignée et chez lesquels on vit presque disparaître instantanément les symptômes graves qu'ils présentaient.

Si c'est l'état local qui prédomine, le traitement sera le même. Saignée, ventouses scarifiées ou 8 à 10 sangsues pour combattre le symptôme douleur. — Application de vésicatoires volants.— Préparations antimoniales : 0 gr. 10 à 0 gr. 40 de tartre stibié dans une potion gommeuse ou en pilules de 0,01 à 0,05; tisane 15 gr. de gomme arabique pour 1,000 gr. d'eau froide, tisane d'orge 40 gr. pour 1,000 gr., tisane béchique 8 gr. d'espèces béchiques pour 1000 gr. d'eau. — L'émétique s'emploie à la dose de 10 centigr. chez les enfants, et en progression croissante suivant l'âge, jusqu'à 40 centigr. chez le vieillard dans une potion gommeuse qu'on donne par cuillerées d'heure en heure. Il ne faut pas prolonger l'usage du tartre stibié au delà de 48 heures, car on affaiblirait le malade.

L'intensité de la fièvre réclame l'usage de la digitale, que l'on administre en infusion, à la dose de 60 centigrammes à 1 gramme. Cette infusion doit être répétée pendant trois jours de suite.

Si le traitement antiphlogistique ne réussit pas ainsi que les contre-stimulants, il faut recourir à la médication tonique. La pneumonie arrive plus facilement vers une issue favorable, par l'administration du sulfate de quinine, de liquides nutritifs et toniques, tels que le bouillon, le vin, etc. Il ne faut pas hésiter à donner du vin à assez hautes doses et des préparations de quinquina.

Il y a pourtant une restriction à faire, c'est que dans certaines épidémies, on a vu le traitement tonique employé avec insuccès, lorsqu'une émission sanguine aurait pu réussir. Mais les émissions sanguines, sous l'influence de certaines constitutions médicales ou en temps d'épidémies, n'ont fait qu'aggraver la pneumonie (épidémie de 1814, Laennec).

Le même fait se produisit en Allemagne, au siècle dernier. Chez les vieillards, on peut associer la médication tonique, stimulante aux émissions sanguines (Hourmann et
Dechambre).

Lorsque le délire, dans la pneumonie, suit les variations
de la fièvre, lorsqu'il n'offre pas ce caractère grave, insi-
dieux qu'il présente dans la forme typhoïde, lorsqu'en un
mot il est sous la dépendance de la fièvre, il n'y a pas de
traitement spécial à appliquer. Il faut poursuivre la fièvre,
essayer de diminuer son intensité.

Contre l'état adynamique, on emploiera le quinquina,
les stimulants diffusibles : vin de Malaga, potion cam-
phrée, des cordiaux aromatiques ; angélique, canelle, mé-
lisse, de l'alcool en nature, 80 à 120 grammes ou même
150, 200 et 300 grammes d'eau-de-vie ordinaire ou de
rhum, étendus de 80 à 120 grammes d'eau édulcorée. Une
cuillerée à bouche de cette potion est donnée à toutes heures, toutes les deux heures, ou toutes les demi-heures,
suivant l'état des forces. On administrera encore de l'acétate d'ammoniaque par cuillerée toutes les heures.

On combat l'ataxie par les préparations camphrées,
opiacées, l'éther, l'asa-fœtida.

Lorsque le délire est violent, 5 à 10 centigrammes d'o-
pium ; en potion, extrait thébaïque, 1 à 5 centigrammes ;
sirop de codéine, 15 à 30 grammes ; en lavement, méthode endermique, 1 ou 2 centigrammes de chlorhydrate
de morphine sur la surface d'un vésicatoire.

Trousseau recommande beaucoup le musc qu'il prescrit
jusqu'à 1 gramme et plus par jour, en distribuant cette

dose en 10 pilules, dont une est donnée toutes les heures et en continuant ainsi jusqu'à ce qu'on obtienne une rémission des accidents, ce qui a lieu ordinairement au bout de huit ou dix heures au plus.

IX

CONCLUSIONS

1° La pneumonie typhoïde est une forme de la maladie caractérisée par une altération locale du poumon avec des symptômes généraux graves.

2° Cette affection paraît se développer sous l'influence de causes qui ont agi longuement et lentement sur l'organisme.

La maladie est due à l'existence d'un miasme organisé ou organique, atmosphérique ou tellurique dont la nature jusqu'ici nous est inconnue.

3° Cette pneumonie peut être considérée tout à la fois comme une maladie infectieuse et contagieuse, au même titre que les autres pyrexies, les fièvres éruptives, etc.

4° La maladie peut apparaître sous forme d'épidémie ou à l'état sporadique. La contagion peut seule expliquer le processus épidémique.

Elle frappe de préférence les vieillards et en général tous les individus débilités, cachectiques, les alcooliques en première ligne.

Ses conditions de développement sont relatives à l'âge, au sexe, au tempérament, à la constitution de l'individu qui se trouve soumis à l'influence de ce *poison pneumonique.*

Il ne faut pas oublier non plus que les conditions hygiéniques et topographiques dans lesquelles il se trouve
jouent un grand rôle dans la pathogénie de cette affection.

5° Les lésions anatomiques occupent principalement
l'un des sommets du poumon et ont une tendance à envahir les parties continues. Ces lésions ne sont pas en
rapport avec la fièvre.

6° La maladie peut se présenter sous trois états : ataxique
adynamique ou mixte. Elle possède un cycle typique, caractérisé par une fièvre à invasion brusque, s'établissant
promptement et arrivant très-vite à la période d'état,
après s'être maintenue quelque temps elle tend à diminuer
comme elle s'est accrue, c'est-à-dire en escalier.

7° Le pronostic est toujours grave, surtout quand la
maladie règne épidémiquement et qu'elle se développe
sous l'influence de certaines constitutions médicales.

Le traitement tonique seul ou associé suivant les cir-
constances à la méthode antiphologistique peut seul arrêter
les progrès de la maladie, car c'est moins la pneumonie
que l'on soigne que l'état général, qu'il y ait ataxie ou
adynamie.

INDEX BIBLIOGRAPHIQUE.

Schenkius. — Observationum medicinalium, lib. VI.

Laennec. — Traité de l'auscultation médiate, tome I.

Grisolle. — Traité pratique de la pneumonie, Paris 1841.

Andral. — Clinique médicale. Paris.

Stokes. — Disease of the Chest. Dublin 1837.

Trousseau. — Clinique médicale de l'Hôtel-Dieu.

    — De la pneumonie chez les enfants (Journal de 1844).

Griesinger. — Résumé von 72 Fallen von Pneumonie (Arch. de Heil-
Kunde 1859).

Durand. — Maladie des vieillards.

Barthez et Rilliet. — Maladie des enfants.

Bennet. — The principles and practice of medicin (Edimb. 1859).

Ziemssen. — Pleuritis und pneumonie in kindesalter. Berlin 1862.

Roth. — Ueber den Eintrit des Losungen der Pneumonie (Wurz med.
Zeit. 1863).

Hyaltelin. — Epidemic pneumonia in Iceland in the year 1863 (Edim-
méd. Journal 1864).

Hayden. — On typhoïde pneumonia (Dublin Journal of med. science.
1866).

Pons. — Essai sur la nature, les formes et le traitement rationnel de la
pneumonie. Thèse de Strasbourg, 1869).

Peter. — Leçon de clinique médicale. Paris.

Weigand. — Ein Beitrag zur croûposen Pneumonie (Berlin-Klin. Wochen
1870-1872).

Ciebel. — De la pneumonie typhoïde. Thèse de Strasbourg, 1874.

Waldenburg. — Ein fall von vandernder Pneumonie (Berlin. Klin.
Wochen, 1870).

Sturges. — On the etiology of pneumonie (Saint-Georges Hosp. Pre p.
1871).

Kunze. — Lehrbuch zur praktische medicin. Nouvelle édition (II Bd. I,
hälfte. Leipzig 1870).

Behier. — Clinique médicale. Paris.

Bernheim. — Leçon de clinique médicale. Nancy.

Jaccoud. — Leçon de clinique médicale. Paris.

Floquet.

5

Paris. — A. PARENT, imp. de la Faculté de Médecine, rue M.-le-Prince, 29-31.

www.ingramcontent.com/pod-product-compliance
Ingram Content Group UK Ltd.
Pitfield, Milton Keynes, MK11 3LW, UK
UKHW022309120726
13694UKWH00004B/1346